大展好書　好書大展
品嘗好書　冠群可期

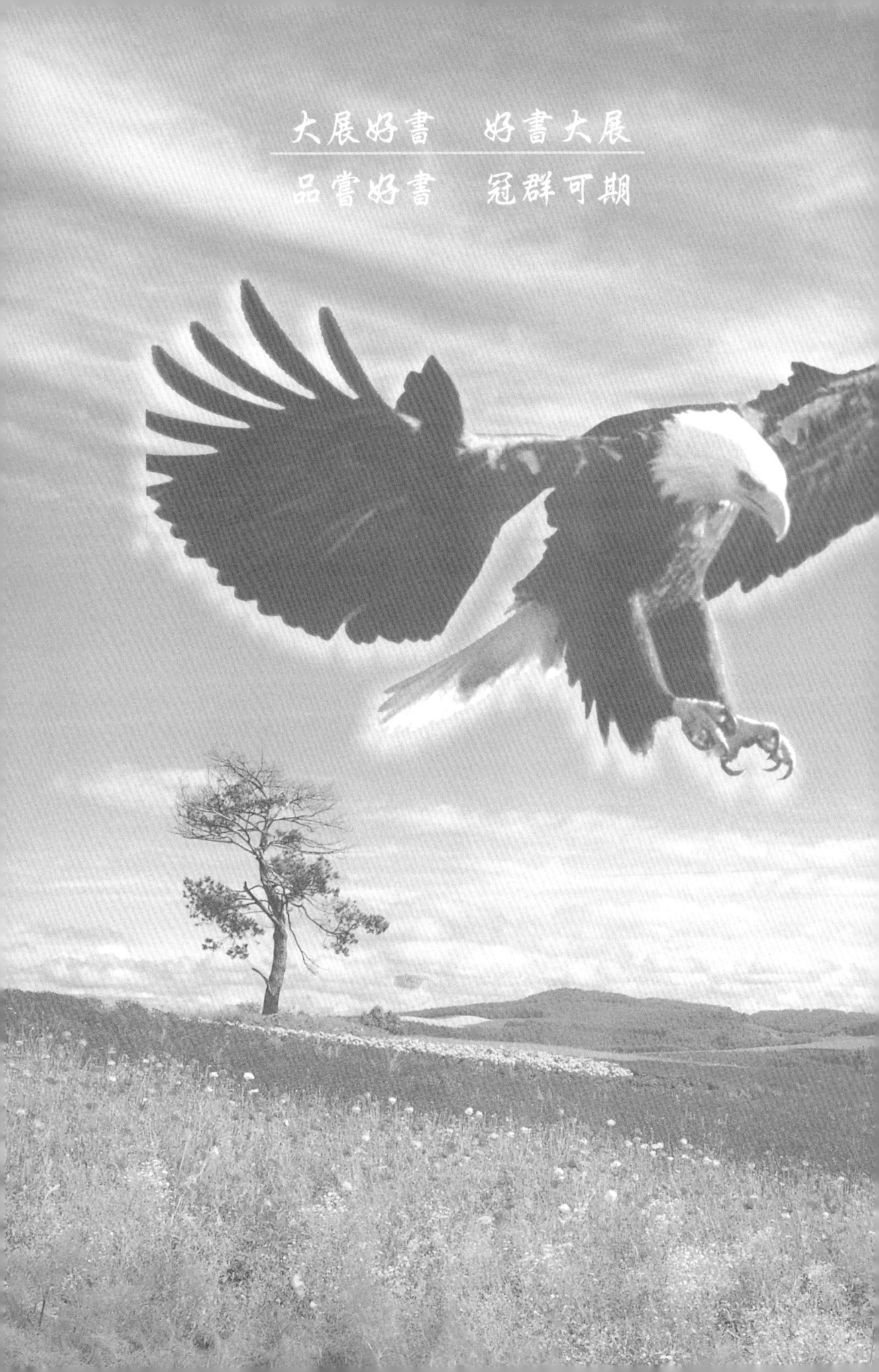
大展好書　好書大展
品嘗好書　冠群可期

健康加油站31

伍德和 主編

全方位健康藥草

大展出版社有限公司

序 言

我們為了維護健康、過著健康的生活，目前最迫切的事，就是培養一種均衡的飲食生活。

現代社會富裕，能自由地吃各種食物，但是在這種幸福的環境下，反而容易破壞飲食生活的平衡。現代人的飲食偏向速食，或只吃自己喜歡的食物，這種現象如果維持下去，成人病將與日俱增。

譬如說，體重六十公斤的人如果要維持生命，一天需要攝取六十公克的蛋白質。

從蛋白質胺基酸的含有量來看，雞蛋被認為是最理想的蛋白質來源，但是，如果想光靠雞蛋維持一天的必需量，似乎是一大疑問。因為食用過多的蛋黃，會增加血液中膽固醇的含量。

像這樣，只吃一種食品，就想補充一切營養成分，是不可能的事。如果要讓蛋白質的攝取達到平衡，就必須同時攝取植物性蛋白質和動物性蛋白質。

藥草也是一樣，如果聽說蘆薈有效就只攝取蘆薈，聽說大蒜有效則猛吃大蒜，就不能奢望有良好的效果。不但如此，若常常使用這種極端的方法，就會破壞營養的平衡。

菠菜含有豐富的維他命、鐵質和鈣，被認為是最好的蔬菜，然而菠菜卻含有草酸，會造成腎結石——這種說法是根據讓老鼠吃菠菜提煉出來的草酸，結果產生腎結石的實驗證明。

不過，如果把菠菜燙過再吃的話，可除去草酸。一般說來，含有藥草成分的食物，大多是具有對人體有利或不利兩種效果。

希望這本書能讓各位讀者了解——我們急於改善飲食生活的動機。

目錄

第二章　可供觀賞的藥用庭木

第三章　能在陽台採集的花草藥

第四章　四處可見的藥草

第一章　日常生活常用的藥草蔬菜

任何人都知道，蔬菜具有高度的營養價值，它對於疾病的預防及療養同樣也是不可或缺的。

探究蔬菜的歷史，最初是以藥用為主，但經過長久的發展，植物最好吃的部分被人利用，就變成一般的蔬菜了。譬如胡蘿蔔是吃它的根、南瓜是吃它的果實。

從古至今，不論在東、西方，大家都約略知道蔬菜具有藥效這回事。

但是，卻只有極少數的人，知道何種蔬菜具有何種藥效。

在本章中，我們將介紹二十三種容易辨識的蔬菜（你可以在市面上購買到的）。有關它們藥效的利用，以及鑑別它們品質好壞的方法。

此外，最近在市面上普遍出現脫色或染色的蔬菜，或將它噴蠟處理，這使得蔬菜本身的藥效減半，所以，我們提倡「鮮明色蔬菜」，鼓勵大家多吃自然的蔬菜。本章中也教你部分蔬菜的栽培方法，使你能吃到和過去味道不一樣、真正新鮮自然的蔬菜。

大豆（黑豆）——高級植物蛋白質的來源

大豆（Glycine max (L.) Merr；soybean），一年生草本，高可達二公尺，葉互生。夏季開花，花白色或淡紫色。

大豆與我們的日常飲食，有著密切不可分的關係，我們吃的豆腐、喝的豆漿，煮菜調味的醬油，全是大豆製造的成品。吃素的人更是完全依賴大豆，作為攝取蛋白質的來源。

由於大豆是植物性蛋白質，和肉類的動物性蛋白質有很大的不同，它所提供的不飽和脂肪酸比較健康，不容易導致血管硬化等疾病，這是它的優點。但是也因為它的蛋白質含量太高，比較不容易消化，這是應當顧慮的一點。

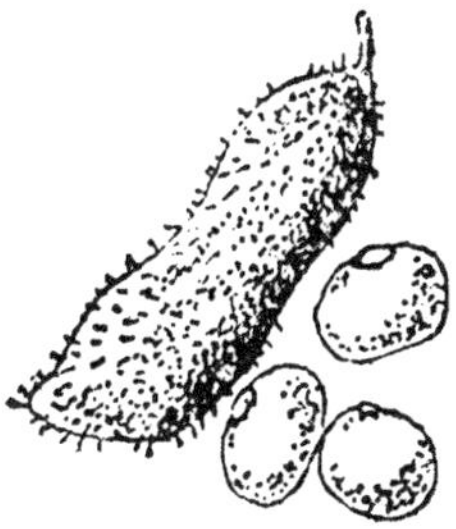

【藥　效】

大豆的蛋白質是熱量的主要來源，在體內的利用率

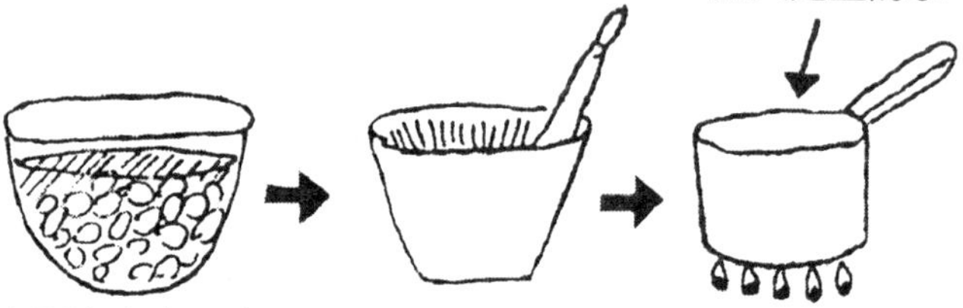

高，和動物性蛋白質一樣營養。此外，它的碳水化合物和各種胺基酸成分都很高，如賴胺酸及谷氨酸等，能預防高血壓、動脈硬化、糖尿病等疾病，而且吃多了不會肥胖，對於要減肥又需攝取高蛋白質的人們，大豆無疑是最佳食品。

黑豆也是大豆的一種，它的效能在於強化體力，對心臟病、魚肉等食物中毒及藥物中毒等，均有解毒效果。

【使用法】

直接吃大豆常常不易消化，所以各類的大豆製品才那麼風行，如豆腐、豆衣、豆皮、豆乾等等。但是其中仍以豆漿最好消化，而且根據研究顯示，它的吸收率高達百分之九十五以上，只是作法稍微麻煩了一點。

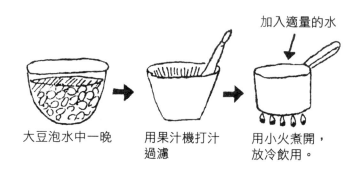

製作豆漿：先將一碗大豆泡水一晚，使它變軟到能夠以手指分為二半的程度，再將它和適量的水放入果汁機內打成泥狀，用紗布過濾出豆汁。把豆汁放在鍋中，用小火煮開，除掉泡沫，即成營養美味的豆漿，吃時可按個人喜愛程度加糖調味，或作成鹹豆漿食用。

發生中毒現象時，將黑豆和甘草以二比一的比例混合，加入四杯水煎煮，冷卻服用即可。

紅豆——嗜好甜食者的福音！煎汁可治宿醉的妙藥

紅豆（Phaseolus angularis Wigt；Adzuki bean），又名赤小豆、赤豆。一年生直立草本，為羽狀複葉，含三小葉。莢果圓柱形。

紅豆可做為紅豆湯、豆沙、羊羹、包子的材料，是和喜吃甜食的人有密切關係的植物。

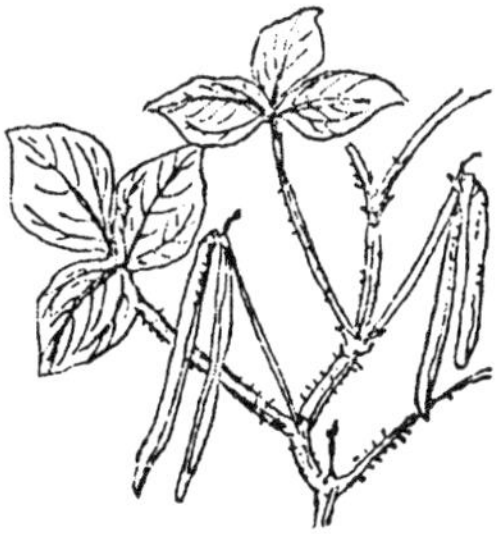

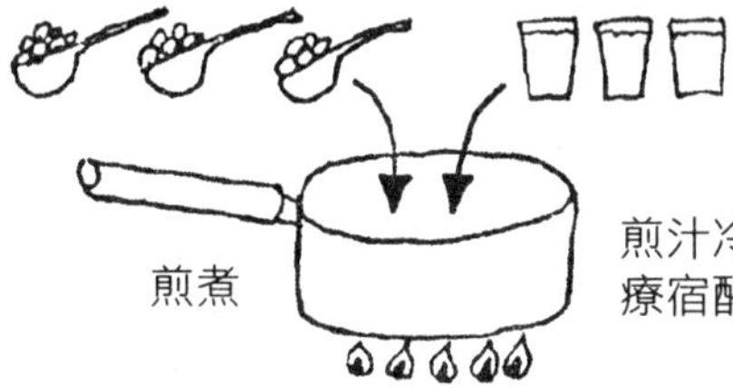
紅豆 3 大匙
水 3 杯
煎汁冷卻後才服用，對治療宿醉特別有效。

它的原產地是中國及日本。以中國來說，從很早以前就普遍栽植，成為農民所重視的一種儲備食物。

這種歷史悠久，在中國人的心目中已深深植根的紅豆，在外國卻無法普遍被食用。

【藥　效】

多量的紅豆，含有促進澱粉質消化不可或缺的維他命。對於增進食慾、便秘都有藥效。

紅豆的外皮有促進利尿的功能。

它還有淨化血液作用，對強化心臟機能及消除疲勞有效。對胃炎、腎臟病、腫瘤、催乳等也有效果。

此外，紅豆不但是喜歡甜食者的良好食品，對喜歡喝酒的人也能當作宿醉的妙藥。

【使用法】

紅豆在食用時，通常會配合白砂糖一起使用。但請注意：若是砂糖用量過多，就會損耗維他命B_1，形成便秘。紅豆最好不要做成豆沙，應當帶皮製成粒餡使用，藥效較大。

宿醉者只要把三大匙紅豆，用三杯水煎煮，等汁冷卻後才服用，特別有效果。食用濃縮液時，效果更大。

患有腳氣、便秘、胃炎、腎臟病時，以不加糖或其它東西，直接水煮、連湯食用為宜。此時若加入犙牛兒苗的煎汁一齊服用，效果會加大一倍。

如果被老鼠或狗咬到發高燒時，將生紅豆用缽磨成粉末，每次半杯加水服用，就會產生解毒的效果。

韮菜——強化體力及生殖機能的綠色蔬菜

菲菜（Allium odorum L.），百合科，多年生草本，具有地下莖。菜肉質，扁平柔軟、細長。各地普遍栽培。

以蔬菜而言，很少像韮菜一樣具有濃厚及獨特的氣

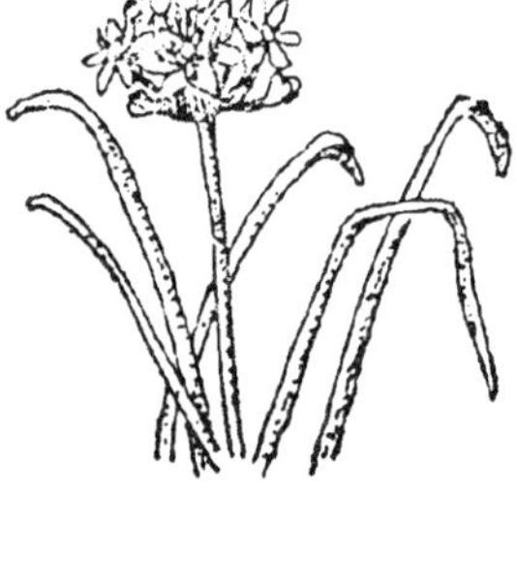

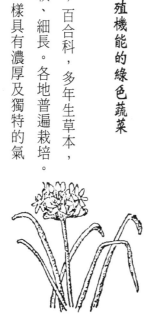

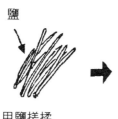

用鹽搓揉
韮菜的生葉

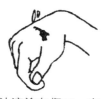

汁液塗在傷口，有
止血的效果。

味，所以，吃素的人認為它是屬於葷菜，而嗜食韮菜的北方人，則表示不用韮菜餡包餃子就不夠味。

韮菜原產於中國大陸的西部，後來才慢慢傳向北方及東方，如今它不但用來包餃子、炒菜，更發展出韮菜油炸的點心，叫做蠶絲捲。

【藥　效】

韮菜含有大量維他命 B_1、B_2、C、葉紅素及鐵質。維他命 B_1 能促進吸收能力，幫助消化，對胃腸病及慢性下痢能發揮整腸效果。它的鐵質能避免貧血，促進男女生殖腺機能的發展，據說強精效果不輸給大蒜。

韮菜之所以有獨特的氣味，是因為烯丙基化硫成分的緣故，它能提高碳水化合物的代謝作用，保暖身體，冬天常吃有效。

對於割傷引起的出血、濕疹、痔瘡等疾病，韮菜還可當作外用藥敷在患部，有相當的療效。

【使用法】

韮菜加入植物油以大火炒熟，是常見的吃法。煮成韮菜粥更是古人當作治療下痢的特效藥。包餃子用的韮菜餡，是以韮菜切碎，加入豆乾、粉絲、蝦米等材料，再以鹽、麻油等調味而成，風味絕佳。

韮菜在外用藥的功能上，遇到割傷出血時，用鹽搓揉生葉，再將汁液塗抹在患部，就能止血。患濕疹時，把用鹽搓揉的韮菜貼在患部，症狀會逐漸減輕。

痔瘡的人，要把適量韮菜加入二杯水煎，將汁液擦拭於患部即可，一天約四到五次為宜。

【選擇法】

要選擇葉子較短，深綠色的新鮮韮菜。如果葉色泛黃，或看起來軟軟爛爛的，就不是好的韮菜。

大蒜——滋養、強壯的食品代名詞

大蒜（Allium scorodoprasum L.），百合科，多年生植物作二年生栽培。

西方人傳統上以十字架來驅除邪魔，大蒜同樣地被人重視，用來避蛭，防範惡靈侵擾，常見的方法是把它掛在大門口或床頭。類似的用法在東方也常見到。

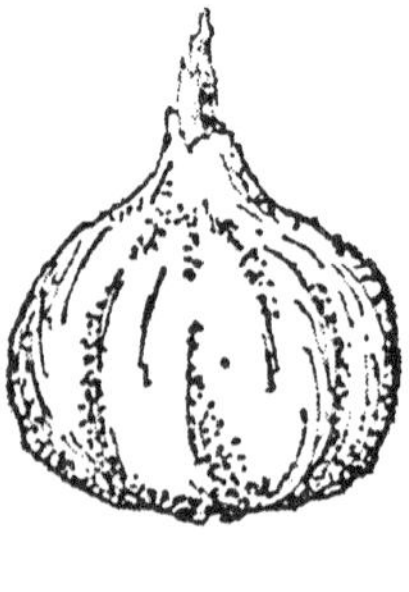

由此可見，雖然人們並不清楚它的實際成分，但對它已有相當程度的使用及依賴。今天透過科學的分析，我們了解大蒜的真正效能，更可以善加利用，促進身體的健康。

【藥 效】

大蒜中含有一種主要的成分，被人稱為蒜精，它能使身體強壯，並有殺菌力，對於發汗、解熱、氣喘、去痰、恢復體力、身體寒冷、高血壓、風濕病、

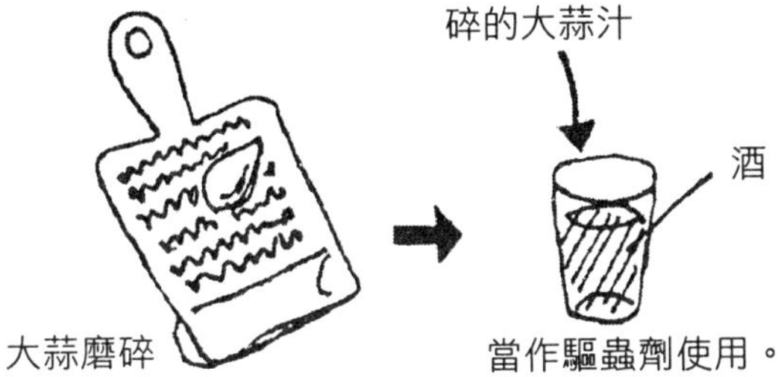

肩膀僵硬深具效果。

此外，大蒜的辛辣味能當作驅蟲劑，對百日咳、毒蟲咬傷、下痢、傷寒、霍亂以及細菌性的感染都有效。

這些洋洋灑灑，成串的症狀都能利用蒜精來預防或治療，也難怪自古以來大蒜被視為靈丹妙藥般的受人重視，加上它的價格不貴，又極易取得。傳說古代埃及的工人們在建造金字塔時，就常服用大蒜來強化體力。今天許多人解除疲勞常吃的合利他命F，事實上就是以蒜精為主製成的藥丸。

【使用法】

想獲得大蒜的藥效，只要平時少量服用即可，或是把大蒜泡蜂蜜、酒、味噌等食用均可，要注意的是如果食用過多會減弱視力，空腹時食用更會傷胃。

大蒜加味噌：大蒜用手指將蒜瓣分開，醃上味噌，放在冷暗處存放二、三個月後，吃飯時配上一、二粒食用，能改善體質，預防感冒。

大蒜加蜂蜜：將大蒜置於廣口瓶中，倒入蜂蜜至蓋滿大蒜的程度，存放半年，就成為甜味的甜蒜。

大蒜加酒：大蒜約二百ｃｃ，蜂蜜適量，米酒一·八公升，醃製半年以上後，得出的汁液每晚睡前喝一小酒杯，對滋養身體極有好處。

大蒜用於外用藥時，可將磨碎的大蒜汁塗在布上，貼於患風濕痛、神經痛的地方，就能止痛，經常換藥，效果會更好。大蒜汁加上酒，則可用來驅蟲。

葱——發汗、感冒的特效藥

葱（Allium fistulosum L.；spring onion），百合科，多年生草本，高約六十公分，原產於西伯利亞，台灣普遍栽培。以宜蘭縣三星葱最有名。

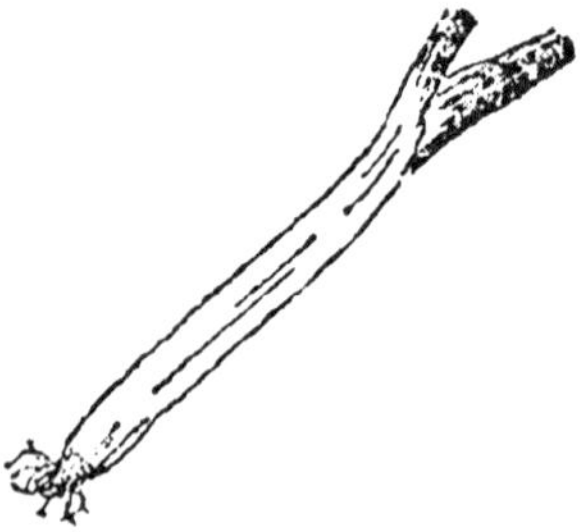

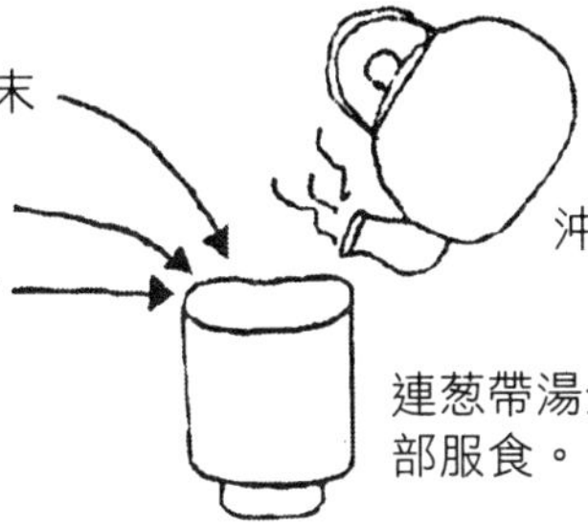
蔥切成碎末
生的味噌
薑片
沖入沸水
連蔥帶湯全
部服食。

蔥是麵食中常用的香辛料，因其獨特的氣味而被吃素的人排斥。但是，一般人炒菜都少不了蔥，買菜時也不忘要兩根蔥。

這種原產於中國西部，耐暑性及耐寒性都強的植物，幾乎可在地表的任何環境生長。以亞洲來說，北到西伯利亞，南到熱帶氣候區，都可看到青蔥的蹤跡。

【藥　效】

蔥的藥效，同樣和它特有的刺鼻氣味有關，這種帶著刺激性的芳香氣味主成分是烯丙硫，它能刺激神經系統，促進消化液分泌，對食慾不振、容易疲勞的人特別有效。

蔥的使用應該整段都用，因為綠色的部分含有維他命A，如果僅用蔥白部分，無疑會浪費許多的營養。此外，蔥也能解毒及促進發汗，對於身體浮腫，感冒喉嚨痛的患者，能促其迅速康復。

【使用法】

治療胃腸病及體力不足時，最好是服用生葱，如果害怕葱的氣味，可沾上味噌調味。服食生葱也能產生熱量，對於一些身體虛弱，常感寒冷的女性，常吃也不錯。

當你感冒發燒時，可用葱白部份切成細絲，加進適量的味噌和薑片（如果要味道更好，可再放進柴魚片），沖入沸水，然後喝下這碗熱湯，病情將會顯著地改善。或是把葱切成細末般（一碗），睡覺時放在枕頭邊一晚，也能收到效果。

對於喉嚨痛的人，可以把葱直切為兩半，用小火烤柔軟，再以紗布及毛巾包起，捲在喉嚨痛的患部。但要注意的是，如果有皮膚性過敏疾病，或是皮膚怕受到刺激者，切勿嘗試。

【選擇法】

我們要注意到整顆葱是否有光澤？肉質是否緊密？白色和綠色部分界線是否明顯？如果用手摸起來鬆鬆軟軟、即使葱白部份很粗也不是好葱，同時葱的新鮮和藥效關係甚大，不可不慎重挑選。

一般使用葱的份量並不多，不妨自己在家中種植，既美觀又可食用。栽植時只要把根部靠牆角，或院子裡各個角落種子，葱就能順利著根，且迅速地生長。

薑——薑湯是感冒及下痢的妙方

薑（Zingiber officinale Rose；common ginger），多年生草本，根莖多肉橫生地中，具節及腋芽，葉互生，線狀披針形，具長鞘。

和葱、蒜一樣，薑也是煮菜中不可缺少的調味料，對於吃素的人來講，薑幾乎成為最主要而不可缺少的材料，它和辣椒一樣具有辛香的成分，使得煮出的菜更美味。煮魚時，更少不了幾片薑以便遮腥，增加鮮美。

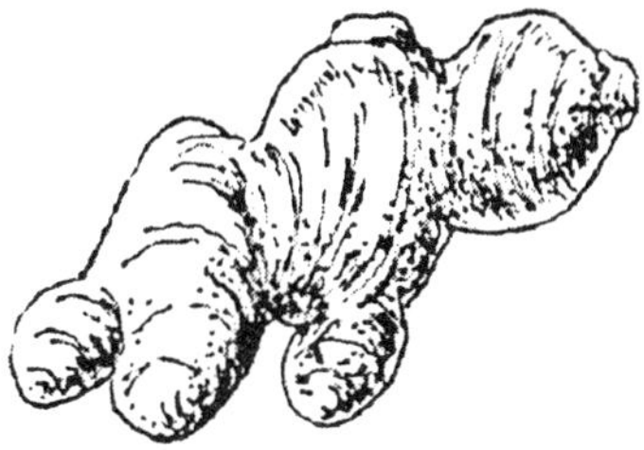

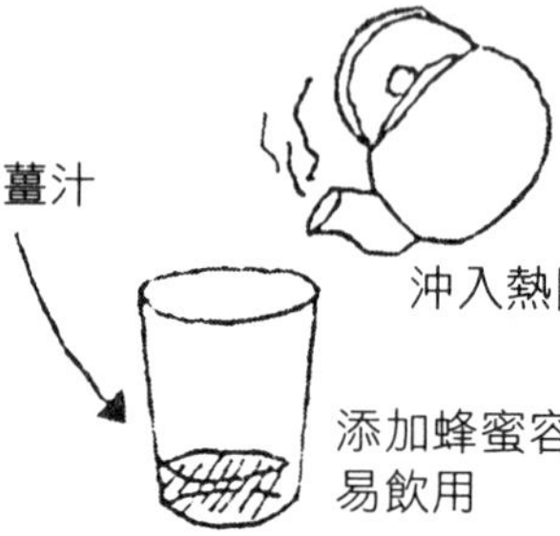

【藥　效】

很早以前，民間就曉得用薑來解熱去痰，最常見的是對於感冒發燒者，我們煮碗薑湯加紅糖，病人喝了以後出汗，病也好了大半。

薑的辛香成分，能夠幫助消化、健胃整腸、促進食慾、防止下痢，還對暈車、暈船、痛風、風濕病患者有效。但是，有高血壓、胃痛、過敏性疾病的人千萬不要大量攝取。

【使用法】

治療發燒和去痰等症狀時，可用一片薑磨碎成汁，沖一杯熱開水，然後趁熱服用，就能達到療效。飲用時不妨加進蜂蜜，可增加食慾。這種薑水對於預防暈車、暈船也極有效果。

冬天裡血液循環不佳，常感到腹內寒冷時，以生吃薑片效果最快，或是以一片薑加入一杯水，煮成三分之二量來飲用。

以薑製作外敷藥劑，是風濕及痛風患者的福音。我們將薑磨碎，加入少量麵粉攪拌，再以小火加熱，當作溫濕布劑蓋在患部，若同時配合薑浴，效果更大。

【保存法】

一般主婦買了菜後，常把它往冰箱一擱，以為它能收保存更久的效果，其實對薑則不然。因為薑喜歡高溫多濕的環境，害怕低溫及乾燥，所以，最好不要放在冰箱內。

我們也可以將買來的薑放在日光下曝曬，乾燥後用研缽杵成粉末，加以保存。這種粉末在旅行中使用，攜帶非常方便。

高麗菜——防止胃潰瘍、強化肝臟

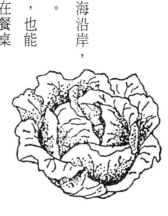

高麗菜是一種普遍的蔬菜，原產地是在地中海沿岸，後來經過不斷的品種改良，才變成今天的高麗菜。

高麗菜的用途很多，可以炒著吃，拌沙拉吃，也能做為豬排、炸蝦、油炸食品的配菜，我們經常可在餐桌上看到它的蹤跡。

高麗菜的種類繁多，如白花椰、綠花椰、高麗菜芽等都是。在蔬菜當中，它所含的糖分很高，味道也很甜。

【藥　效】

它含有維他命A、B_1、B_2、C、E、K、U等。E能提高血液中的離子濃度，消除疲勞，促進病人康復。而維他命K能凝固血液，對割傷止血有效。

維他命U能防止潰瘍，修補強化胃壁或十二指腸黏膜，幫助肝臟新陳代謝，

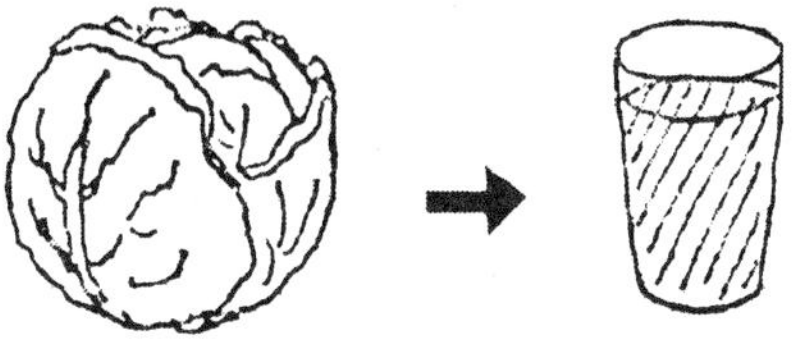

最好是打成高麗菜汁飲用。

一些市面上藥效卓著的胃藥，均含有高麗菜的成分在內。

此外，它含有的有機酸及酵素，能夠淨化血液，對皮膚粗糙、貧血、或是整腸均有效果。尤其是外側的綠葉部分，藥效含量更高。

【使用法】

高麗菜的維他命C，如經切碎及加熱處理，就容易分解，所以，用果汁機打成高麗菜汁是最好的食用方法。

因為它含有多種的維他命成分，每個人每天都應食用。

【選擇法】

高麗菜一年四季都有出產，但以春天到夏天期間生長的最為柔軟可口。選擇時應注意根部的缺口是否新鮮，且具重量感為佳。

芹菜——美化肌膚，促進女性荷爾蒙分泌

芹菜（Apium graveolens Linn），又名旱芹，繖形科。一年或二年生草本，高三十～七十公分，羽狀複葉，互生，呈鋸齒形。

芹菜的種類最近增加了不少，有傳統的細幹芹菜，氣味較重，還有新引進的荷蘭片，專門用來涼拌。事實上，這種氣味特殊的植物在以前不被人當作蔬菜，純粹是藥用為主，例如十六世紀以前的北歐及義大利，就經常用它來治病。

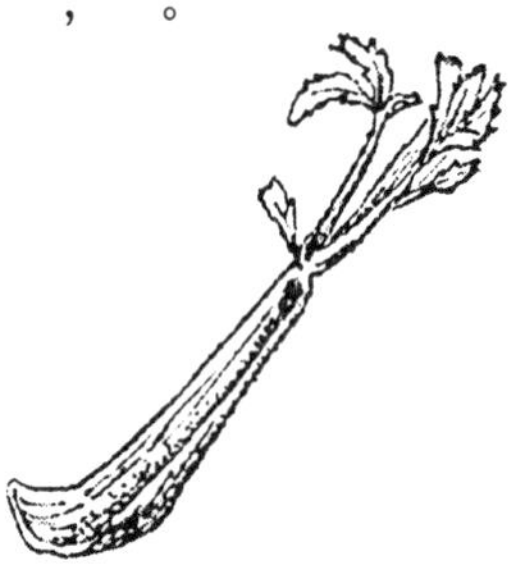

【藥　效】

芹菜的纖維質及水分含量很多，能促進腸蠕動和攝取水分。它同時含有多量的鈣、鈉、維他命B_1、B_2及礦物質等，能夠幫助血液循環、健胃、鎮靜，有助於風濕痛及神經痛。

礦物質能將體內的一氧化碳排出，消除疲勞，強化支氣管及肺部機能。

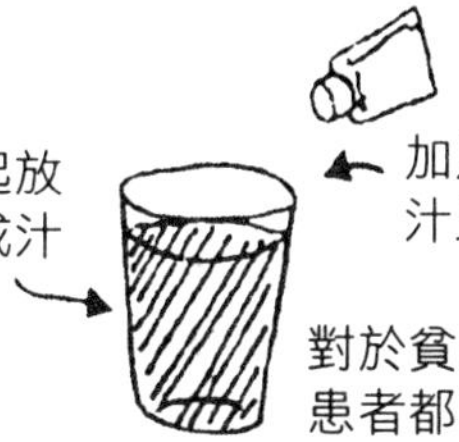
芹菜連葉一起放
入果汁機打成汁
加入黑胡椒的芹菜
汁比較容易入口。
對於貧血及糖尿病
患者都可飲用。

至於芹菜中的美容效果，是和蛋氨酸有關。蛋氨酸能促進肝臟機能正常化，使女性荷爾蒙分泌增多，並增加皮膚濕潤度，維持肌膚細緻、有彈性。

【使用法】

芹菜以生吃，洗淨後直接嚼食為佳。如果一天生吃一、二枝芹菜，能夠保持精力充沛而不易疲倦。對於不喜歡咬著吃的人，可將芹菜連同葉子，一同放入果汁機內打汁服用。至於芹菜的獨特氣味，不習慣的人可在汁液中添加黑胡椒粒消除氣味。

芹菜汁對於貧血、糖尿病患者、便秘都有效果，若和胡蘿蔔汁混合飲用，對消除一般的神經障礙也有幫助。

降血壓的美味芹菜湯：蒜頭一片、牛肉二百公克，先以十杯水煮成半乾，然後加進切片番茄（一個）和切絲的芹菜，用鹽及胡椒調味即可。

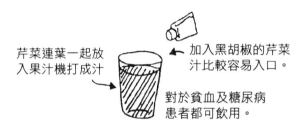

滷芹菜的作法：將帶皮芹菜切成小段，玉筋魚洗淨，上述材料先用麻油炒過，撒上鹽、醬油，加蓋燜煮五分鐘，等到湯汁不見時再加進海蜇皮及海膽醬調拌，就是美味下飯的滷芹菜。

涼拌芹菜：將脆莖芹菜切絲，去鹽洗淨的海蜇皮切成二公分條狀，上述二項材料以酒稍微攪拌，加上海膽醬及一點碘。這道菜不論是高血壓、肥胖者都很適宜。

菠菜——含有豐富鐵質，對貧血特別有效的蔬菜

菠菜（Spinacia oleracea L.；spinach），又名菠薐。藜科，一年或二年生草本植物。莖中空，高約〇・五公尺，莖葉互生，春夏開開黃綠色花。

幾乎人人都知道菠菜的神奇效用，美國的卡通人物大力水手卜派每當危難時，只要掏出一罐菠菜吃下後，

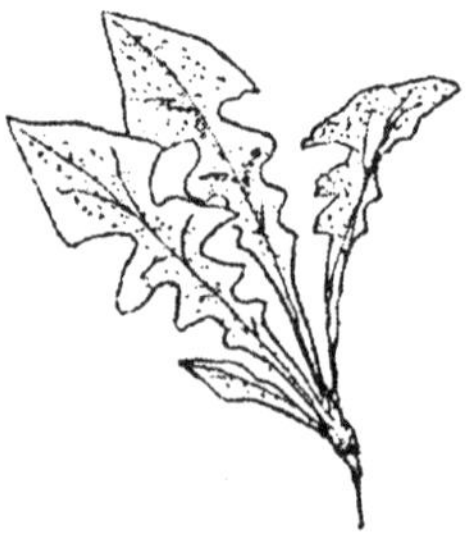

立刻產生神奇的體力，把壞人制伏。在現實生活中，菠菜雖不是那麼神奇，但它的作用的確也很驚人。

【藥　效】

這種原產於波斯深綠色蔬菜，含有維他命A、B_1、B_2、C、D、E、K等成分，A的含量特多，C的含量也有檸檬的二倍之多。此外還有鈣、鐵、碘等元素。

維他命A具有強化皮膚抵抗力，消除皮膚粗糙、面皰等功能。鈣、鐵、碘等是貧血的特效藥，維他命K則可幫助止血功能的發揮。此外，附帶一提的是菠菜的纖維質，能使腸子蠕動活潑，可避免便秘的產生。

【使用法】

菠菜最好的吃法是燙過後泡冷水撈出食用，可以當作汆燙或涼拌菜處理，原因是此法能避免菠菜中草酸成分和體內鈣質結合，導致結石。

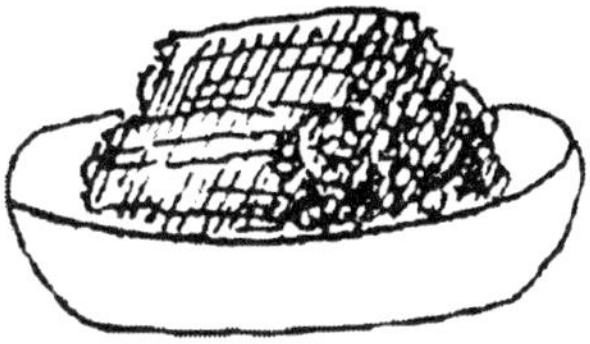

最佳的食用法是當作汆燙菜及涼拌食用。

當然我們不必像大力水手般地大量吃菠菜，但是常吃無妨。不過要注意的是，菠菜和高麗菜一樣，打出的生汁不可大量飲用。

【栽培法】

若要自己栽植菠菜，可於每年九到十月播種，十二月以前就能收穫。由於它的耐寒性和收穫期均長，非常適合家庭菜圃的種植。

紫蘇——去除鬱悶、穩定情緒的美麗蔬菜

荏（Perilla frutescens (L.) Brit），又名白蘇，莖直立，四方形，密生細長白毛。栽培變種，稱為紫蘇。

菜市場中乍見紫蘇，那抹鮮綠及艷紅，彷彿是一棵小型的盆栽觀賞植物。這種原產於中國的一年生草本植物，種類繁多，但大致可分為綠色種的綠紫蘇以及紫色種的紅紫蘇兩類。

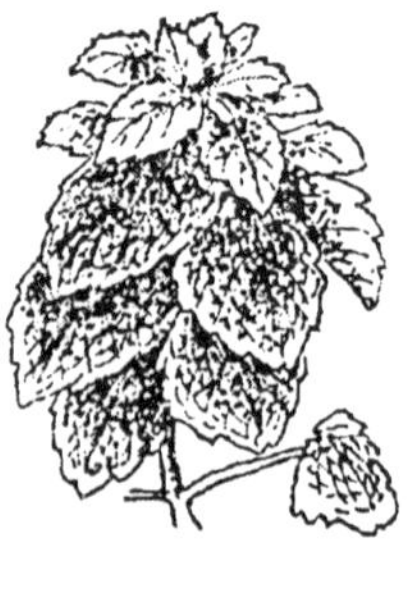

將紫蘇葉放至完全乾燥。

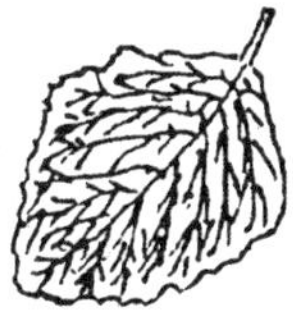

壓碎後灑在飯上吃，可促進血液循環。

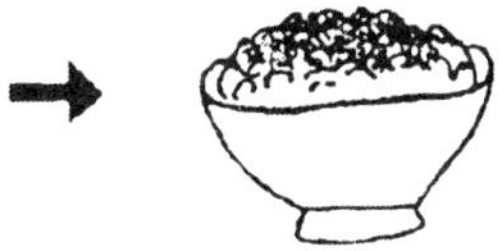

民間對紫蘇的認識，最早是當作藥草使用，後來因為它的香味好，色澤漂亮，可加在酸梅中或當做生魚片的配菜，在烹調上有更多的用途。

【藥　效】

紫蘇的藥效，主要是在葉子的香味，民間傳說它能夠消除心情的鬱悶，使人保持精神愉快。這在中醫學上也被提出，強調它在穩定精神的功能上所扮演的重要角色。

中醫們表示，紫蘇是治療女性們歇斯底里、穩定情緒的藥材，它所含的成分能增進食慾，對於夏天裡胃口不好而引起的慢性疲勞有效果。此外，也能強化胃腸，改善血液循環，對於白癬、頑癬等皮膚病也有效。

日本料理中常以紫蘇作為配菜，是因為它同樣具有預防魚、螃蟹中毒的作用，所以，吃生魚片時應配合紫蘇一塊兒吃。要注意的是，紫蘇的藥效和它的香氣有密切關係，最近市面上出售一些沒有香味的紫蘇，它的藥效一定會減低。

【使用法】

七月是紫蘇的採集月，我們可將採下的紫蘇放在陰暗處完全乾燥，然後磨碎成粉末，吃飯時撒在飯上，不但可增進食慾，更可以改善血液循環、消除腦部疲勞、穩定急躁的心情。

對於改善食慾，還可將紫蘇的乾葉二、三片，用二杯水煎成半量服用，即可收到效果。

對於魚蝦、螃蟹造成的食物中毒，直接生吃紫蘇葉片或把它磨碎服用汁液均可。遇到割傷、白癬、頑癬，把生葉搓揉、塗抹汁液於傷口及患病，情況將會顯著改善。

有關紫蘇藥酒的製作方法：將夏天新鮮的紫蘇二百克，添加米酒一・八公升，蜂蜜一百八十公克混合，存放於陰涼處三個月，如此每天服用一、二小酒杯，以開水沖淡飲用，綠紫蘇酒可治療神經痛及腰痛，紅紫蘇酒對貧血及健胃整腸有效。

【栽植法】

將買來的紫蘇種子存放於冰箱約十天，在四月分播種，種子發芽長出葉子後，每個月施肥一次，以稀釋的液肥施加即可。

白蘿蔔——止咳及喉嚨痛有效

蘿蔔也可當作香辛料的一種。一般在菜市場中我們可看到白色和紅色的蘿蔔，但是當我們說蘿蔔時，通常是指白蘿蔔，紅色的叫做胡蘿蔔。此外，還有青蘿蔔及紫蘿蔔，但一般很少見。

蘿蔔屬於涼性的蔬菜類，對於上火氣的人可以多吃解熱。生食蘿蔔有一種辛辣味，但煮熟後就相當甜美。切記的是，煮蘿蔔時應打開鍋蓋，讓那股辛辣氣逸出，味道才好。

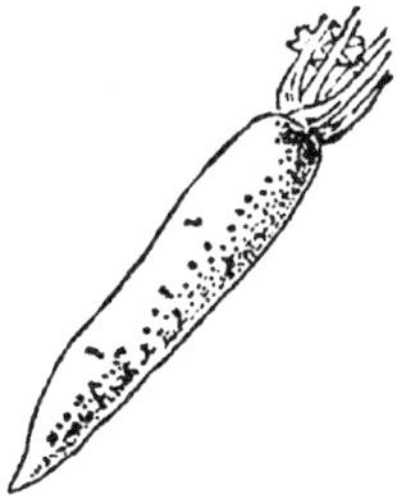

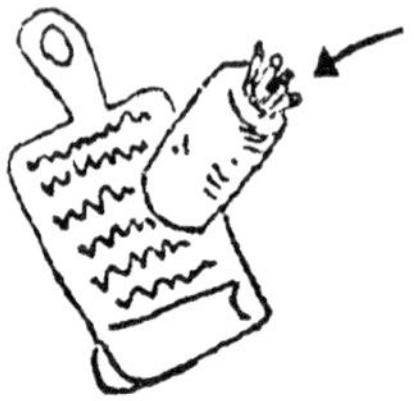

蘿蔔要帶皮磨成泥狀使用。

日本料理中，常以蘿蔔泥搭配菜餚，作為調味品，此外在關東煮中也常利用，或當作滷菜及蘿蔔乾使用。

【藥　效】

含水分及纖維質特多的蘿蔔，事實上還含有維他命C、D及鈣質，特別有名的是促進澱粉和蛋白質分解的酵素，因為它能促進消化，和烤魚、豬排搭配著吃是相當合適的。

飲用蘿蔔湯能止咳，減輕喉嚨痛和聲音嘶啞，防止蛀牙。而蘿蔔葉的維他命A及葉綠素，更能防止面皰、美化肌膚。

【使用法】

常吃蘿蔔，能夠健胃整腸、預防便秘、高血壓及腦出血。我們可以將蘿蔔清煮排骨，蘿蔔紅燒牛肉，相當美味。若嫌麻煩，只要把蘿蔔泥加小魚乾常吃即可。

帶皮製成的蘿蔔泥對咳嗽、喉嚨痛、聲音沙啞和宿醉有效，對患有蛀牙痛及口舌粗糙的人，每天以蘿蔔泥的稀釋汁液漱口四、五次，情況就會改善。而蘿蔔的葉子不要丟掉，拿來炒菜或醃製醬菜都可食用。

製作蘿蔔糖漿的方法：將不削皮蘿蔔切成一、二公分的方塊，泡入三百cc的蜂蜜裡，存放冷暗地方約三、四個鐘頭，待蘿蔔浮起後撈出即可。製好的蘿蔔糖漿每天服用二、三次，一次一大匙以熱水溶化飲用，可治療喉嚨痛及去痰。

【選擇法】

蘿蔔的盛產期是晚秋到冬天時節，不妨大量採購，製作保存。近來一些菜販以螢光劑為蘿蔔漂白，購買時不可不慎重，最好是買剛拔起，帶有泥土的較安全可靠。以手指敲敲看，有輕脆響聲即是好蘿蔔。

胡蘿蔔——促進身體強壯，消除疲勞的另一種高麗蔘

胡蘿蔔（Daucus carota Linn. var. sativa DC.；cultivated carrot），繖形科，

一年生或多年生草本，莖高一公尺。

胡蘿蔔一向深受馬和兔子的喜愛，是餵馬的主要蔬菜，對於烹調來說，它能使菜餚達到配色的效果，更重要的是，它既好吃又有營養。

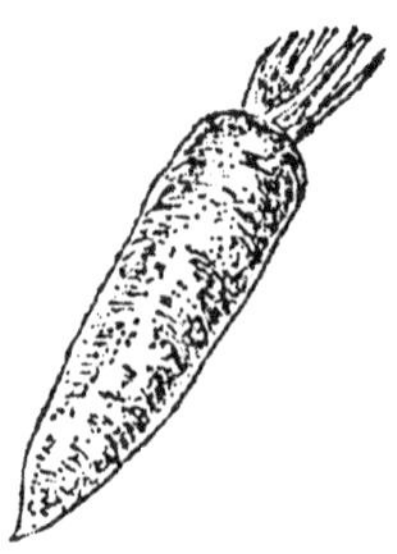

【藥　效】

昂貴的高麗蔘是人們眼中珍貴的補品，但是，便宜的胡蘿蔔同樣能使我們增進體力，消除疲勞。

胡蘿蔔含有大量的維他命A以及B、C、E等。維他命A又叫葉紅素，具有造血的功能，對於血壓過低、貧血、夜盲症者有幫助。胡蘿蔔的種類有一般的紅色胡蘿蔔及西洋的小型橙黃色胡蘿蔔，若要多量攝取大量葉紅素者，大型的胡蘿蔔含量比較高。

胡蘿蔔的葉子含有蘇氨酸及賴氨酸等胺基酸，能加強細胞的抵抗力，對喉嚨腫痛、氣喘都有效。而它的種子更能當作利尿劑，治療腎臟浮腫，但葉子和種子的獲得相當不容易，最好是自己栽培使用為宜。

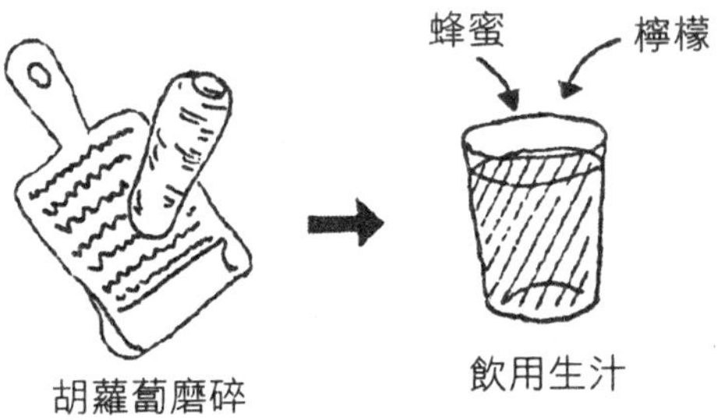

【使用法】

胡蘿蔔打成汁飲用，對美容、恢復體力極有效果，若要味道更好，還可添加適量的蜂蜜。

對於氣喘、喉嚨腫痛、月經不順時，將一支胡蘿蔔葉用三杯水煎服，就可改善情況。

因為胡蘿蔔的葉紅素不溶於水，且耐高熱，所以烹煮時以油炒最適宜，能提高葉紅素的吸收率。

【選擇法】

整顆胡蘿蔔的選取以有彈性的為佳，若是切成小段出售，我們不妨看看它心的部份是否較小，沒有小孔，且皮較厚，符合這些條件的才是好的胡蘿蔔。

香菇——富含維他命D的降血壓食品

香菇（Lentinus edodes (Berk) Sing），又稱冬菇、香草。傘肉白色到淡褐色，強韌，菌褶很密，白色。

香菇在市場中，始終保持著高昂的價格，但人們仍然願意購買，做為送禮或自用的珍貴食品，除了絕佳的風味外，它的營養成分也是人們所熱衷食用的原因吧！

事實上，香菇是一種低熱量、適合減肥的食品，它的傘柄更含有大量降血壓的物質，因此，可說是極度健康的食品。

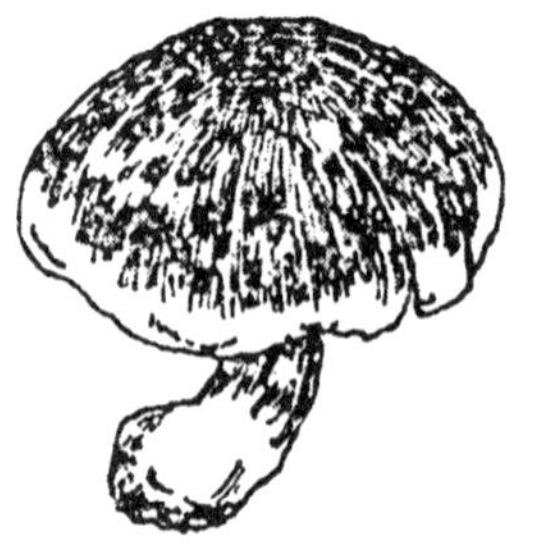

【藥　效】

自古以來，人們就知道以烹調香菇所產生的清香氣味，來促進病人的食慾。

但事實上，香菇的成分相當繁多，除了維他命A、B_1、B_2、C、D外，還有蛋白質、礦物質、鳥玳酸、氨基丙酸及亮氨酸等。

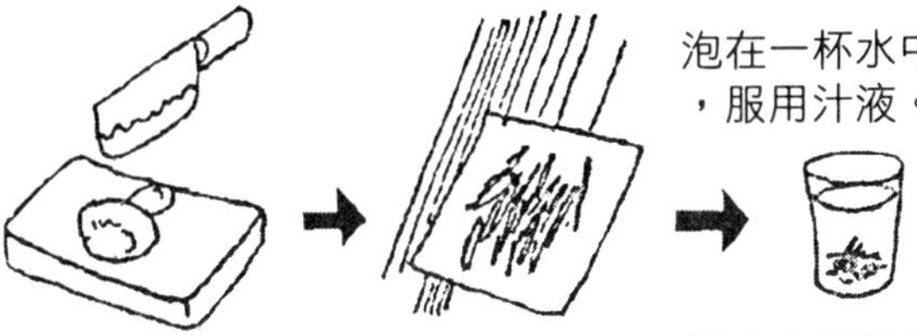
泡在一杯水中一晚，服用汁液。
香菇切成細絲（連柄）
陰乾
對高血壓及便秘有效。

其中的胺基酸成分能促進血液新陳代謝，消除膽固醇，對高血壓及動脈硬化都有療效。並且多量的維他命D，能促進一般性代謝及身體廢物的排泄。礦物質促使骨骼及牙齒強壯，同時也有讓腦及神經活性化的效果。

一般市售的香菇主要有新鮮香菇及乾燥香菇。乾燥香菇經過烘焙處理，香味更濃，所含的維他命D也比新鮮香菇更多，在菜餚運用及吸收營養上，似乎都略勝一籌。

【使用法】

將新鮮香菇帶柄一起切成細絲，放在通風良好的地方充分陰乾，就成為乾燥香菇絲。

如患有高血壓、失眠、寒冷、便秘者，可將乾香菇絲放入一杯水中，泡一晚後服用汁液就有效果。

若是在廣口瓶中放入乾香菇二朵，以及不到十公分的昆布（海帶），加入二杯水放置一晚，一天喝一杯，對於高血壓、動脈硬化相當有效。

香菇酒的製作方法：將六朵較大的乾香菇，加入當歸、地黃各二十公克（可在中藥店購得）、米酒一・八公升、蜂蜜一百八十cc，上述材料混合後，放在冷暗的地方約二個月，然後用紗布過濾即可。患有失眠的人，只要每次睡前飲用一、二小酒杯，就能安然入夢。

【選擇法】

新鮮香菇的傘面要光澤、肉厚、打摺的部位是豎起來，沒有塌下去的，如果摺的部分泛黑，就不是好香菇。

牛蒡——強化腎臟機能，具有強精效果的植物

牛蒡（Arctium lappa L.；edible burdock），二年生草本，地下主根多肉，莖高一～二公尺，葉互生而大，具長形柄，

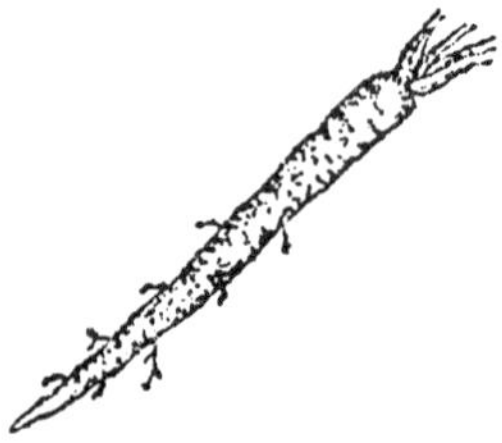

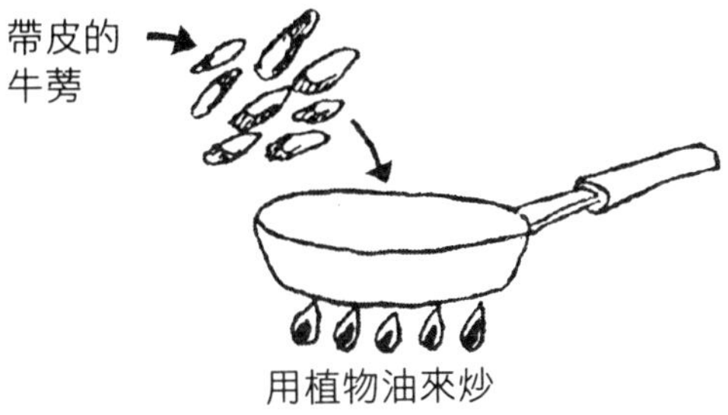

卵形至心形，有鋸齒緣。

國內對於牛蒡這種植物的認識，最早只在日本料理中接觸而已，直到最近一、二年，這種原產於西亞細亞的植物才慢慢被廣泛運用。

這種外形不起眼的植物，由於它獨特的風味，在日本廣受喜愛，他們用它來炒菜、炒肉絲、作火鍋材料，或是和菜與飯混合著吃，都頗具風味。

【藥　效】

牛蒡含有大量的纖維質，能促進腸子的蠕動，有助通便。它的鐵質有造血作用，對於貧血患者、毒蟲咬傷、去痰、盲腸炎都有效用。

在牛蒡中含有二種特殊的成分：菊粉和藻酸鹽。菊粉能促進體內廢物的分解，有解毒、利尿的作用，並提高腎臟機能。藻酸鹽能促進性荷爾蒙的分泌，具有強精效果。

此外，它對於消除浮腫、淨化血液、促進發汗都有效果。牛蒡的果實種子也能消炎解熱、健胃整腸。

【使用法】

牛蒡適合加入植物油或麻油來炒，配合牛肉絲風味更好。它的皮很好吃，千萬不要去掉，只要洗淨即可。每天常吃牛蒡，能夠治療便秘，恢復體力。

將牛蒡磨碎後服用，可去痰，牛蒡汁塗在被毒蟲咬傷的地方，患部立刻見效，至於葉子磨碎的生汁，則為盲腸炎的特效藥。

想讓母乳順利排出或是治療胃病，可將牛蒡果實一天取十克，在空腹時用開水服下。想要消炎、利尿時，不妨用種子一天約八克，以二杯水煎服。這種貌不驚人的植物，整株幾乎都能利用，真是令人嘆為觀止。

在此我們介紹一種特別吃法：將牛蒡斜切為圓片，下鍋水煮，然後瀝乾水分，加醬油、黑糖、磨碎的芝麻一起拌食，你不妨試試看！

【選擇法】

牛蒡目前全年均有出售，但以初夏盛開期的牛蒡味道最佳，我們購買時，最好選帶著泥土的新鮮牛蒡，不要買市面上包裝好或是純白色的牛蒡。

番茄——美化皮膚、治療胃痛的蔬菜兼水果

番茄（Lycopessicon esculentum Mill；tomato），茄科，一年生草本，高一～二公尺。葉互生，羽狀複葉，長橢圓形，先端尖，有深鋸齒。

番茄究竟算是蔬菜，還是水果？這種爭論將永無止境，但是，不論你是生食或烹調，這種酸酸的植物是經過品種改良，才有這麼多的果肉和美好味道的，人們已不知道它在中南美洲，被視為觀賞植物的早期歷史了。今天不論你是夾在漢堡中，還是番茄炒蛋，中西方都以它們獨特的方式在享用番茄。

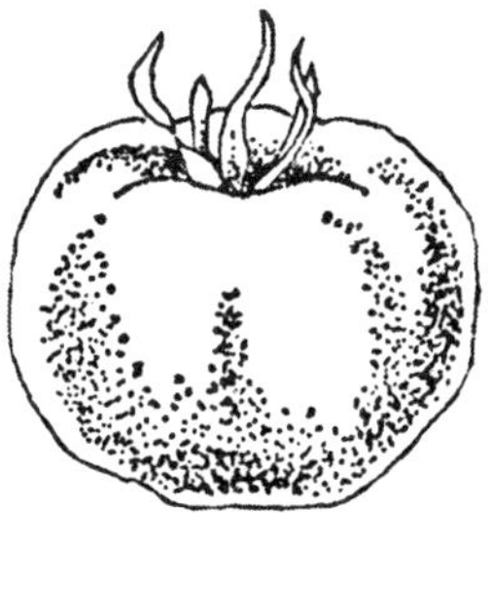

【藥　效】

它含有豐富的維他命A、B_1、B_2、B_6、C、K，A和C能使皮膚加速新陳代謝，去除黑斑、皺紋、皮膚粗糙等，對養顏美容的人每天生食番茄是最好的保養方法。此外，維他命B_6也能促進脂肪代謝，增加食慾，對胃病、糖尿病者都有幫助。

番茄中含有檸檬酸、蘋果酸、酒石酸等有機酸類，能幫助食物燃燒，恢復體力、消除疲勞。它更含有其它植物沒有的谷氨酸及胺基酸，能改善腦細胞機能，促進情緒的輕鬆愉快。

最後要介紹的是葉酸成分，它能預防貧血，促進造血機能，對冬天常感寒冷、血液循環不好、動脈硬化的症狀都有幫助。

【使用法】

將熟透的紅番茄用果汁機打汁，再加入幾滴液化肝油，可依個人喜好放入鹽及胡椒調味，這種番茄原汁不但新鮮，飲用後對貧血、美化皮膚都有幫助。

若是不習慣生食的人，可製成番茄湯食用，同樣具有上述效果，特別是在

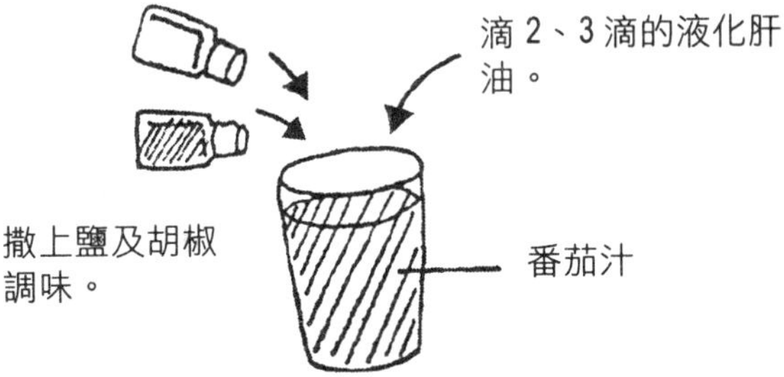
滴2、3滴的液化肝油。
撒上鹽及胡椒調味。
番茄汁

嚴寒的冬天，一碗熱騰騰的番茄湯下肚，不但營養，又可驅走一絲寒意。

番茄湯的作法：把胡蘿蔔切條，先用清湯煮軟，然後加上熟透的番茄（切薄片），煮到湯變成紅色為止，吃時可用切碎的香菜末撒上配色。

【選擇法】

番茄全年都可買到，但盛產期是在夏天，不但價廉物美，藥效也大。

選購時要注意蒂的部分是否新鮮（呈鮮綠色），果肉緊密，形狀端正，不要太大。若無新鮮番茄供應時，即使罐裝的番茄也很不錯，不妨多加利用。

小黃瓜——治療燙傷、養顏美容的聖品

小黃瓜（Cucumis sativus L.；cucumber），又名胡瓜，一年生蔓性植物，具卷鬚。

原產地在印度的小黃瓜，是一種夏季蔬菜，但經過不斷的品種改良，今天我們一年四季都可以買到這種蔬菜。

它的使用範圍很廣泛，常被當作麵攤上的小菜，一般婦女也知道用小黃瓜來美容，食用不論是生吃或煮菜，都非常地可口。

【藥　效】

小黃瓜內含豐富的鉀，是一種具有高度鹼性的礦物質食品。能排除體內過多的鈉及老廢物、淨化血液、促進呼吸功能正常化。

它的葉酸成分，有造血的功能，對於貧血、身體虛弱的人有效。如果遇到痱子、燙傷、凍傷，小黃瓜更是治療的絕佳妙藥。

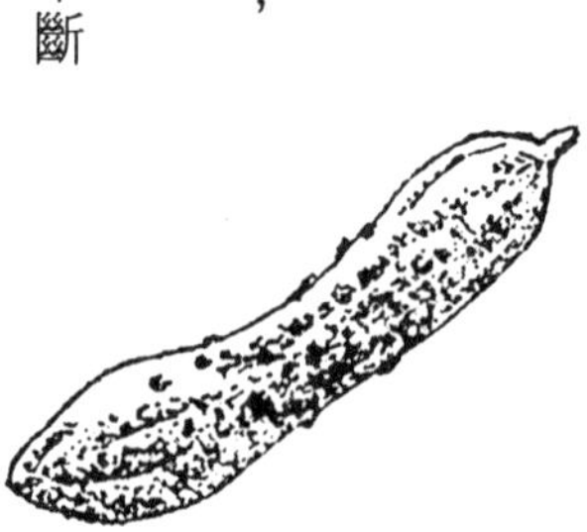

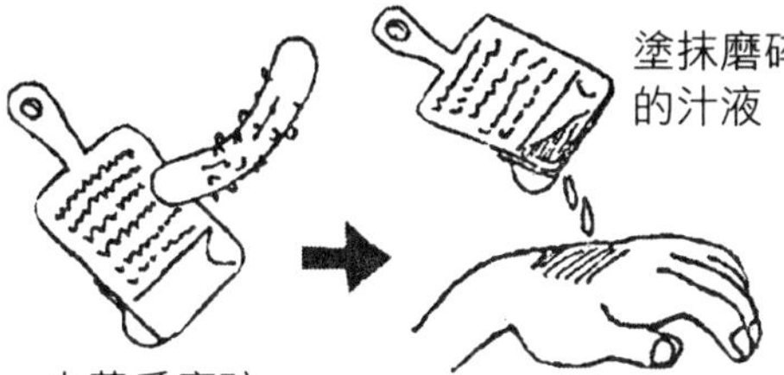
小黃瓜磨碎
對燙傷、凍傷使用有效

此外，更可幫助人體皮膚水分的保持、防止皮膚粗糙、產生皺紋。

【使用法】

為了減少破壞葉綠素成分，小黃瓜適宜生吃。我們可將它洗乾淨後切絲、切塊使用，做成沙拉或泡菜。在醃製泡菜時，不妨多加米糠，它的維他命B_1會使營養大為增加。

若要變換口味時，可用小黃瓜及其它蔬菜或肉類一起烹調，用大火快炒後盛起，香味四溢。

治療痱子、燙傷及凍傷時，將小黃瓜磨碎，以汁液塗抹在患部，就會產生退熱效果，腫痛會迅速地消失。但需注意的是：患部必須沒有傷口。

將小黃瓜的汁當作化妝水，或是將小黃瓜切成圓片狀、直接貼在臉上，都是很好的美容方法，尤以前者為佳。

我們將小黃瓜剖開，把子去除，可製成乾燥黃瓜。若用三杯水煎服，對腎臟病及血壓異常有效。此種乾燥法也是昔日民間保存蔬菜的方法之一。

【醃製黃瓜】

在此特地介紹一種醃製的黃瓜食品，供你做為參考。

將小黃瓜切成三、四公分一般，縱向切裂口。裂口泡鹽水後，夾入喜歡的菜、火腿肉、肉絲等材料，泡入醬油、香油等綜合調味汁內，約二小時即可食用。

【選擇法】

小黃瓜蒂的部分要新鮮，最好帶有花朵，形狀要筆直，胖瘦均勻，表面有刺狀，最好覆著一層白色霜狀的物質為佳。

南瓜——促進胰島素分泌，強化胰臟

南瓜（Cucurbita moschata Duch；China squash），又名中國南瓜、番瓜、紅南瓜。蔓生性草本，夏季腋生大形黃花，雌雄花同株。

金黃色的南瓜，果實飽滿，色澤鮮艷，在市場中很惹人注目。它的澱粉質含量高，能夠代替主食，熱量卻僅有地瓜的一半。

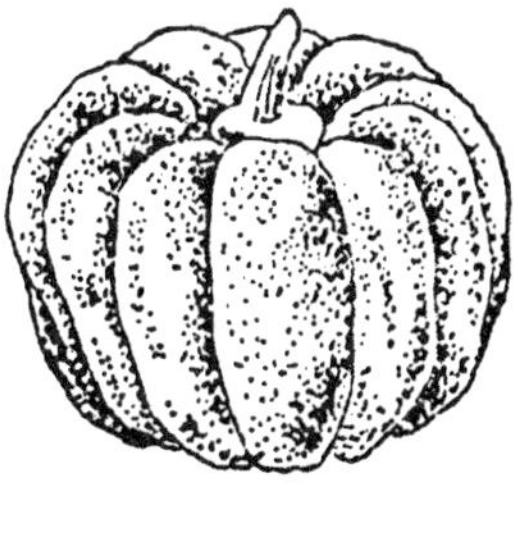

【藥效】

自古以來，民間即流傳了「冬至吃南瓜，不會患中風」的說法，這是南瓜被視為藥用蔬菜的開始。

南瓜會促進胰島素的分泌，強化胰臟，治療糖尿病。它含有維他命A及纖維質，能治療便秘，改善血液循環，美化肌膚。其它的成分尚有鈣、磷及豐富的鐵質，對於貧血、增強體力均有效果。許多病人在療養期間，不妨多吃南瓜

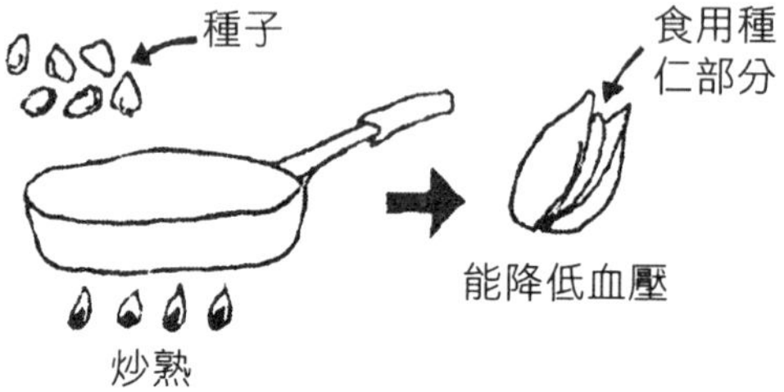

增強體力。

南瓜子的藥效在於促進母乳分泌、降低血壓、治療前列腺肥大。葉子能驅除蛔蟲、治療毒蟲咬傷。花則可以治療中暑。

【使用法】

南瓜皮含有豐富的葉綠素，因此除非不得已，應該連皮烹調。果實部分最好以植物油炒或炸，可避免葉紅素（胡蘿蔔素）的喪失。

種子應以平底鍋炒熟食用，可降低血壓、治療前列腺肥大。

驅蛔蟲時，把葉子陰乾約二週，做成粉末，一天服用三次，每次三分之一茶匙即可。毒蟲咬傷時可塗抹生葉磨的汁。

把生花五、六朵和少量的鹽放在飯碗中，以滾水沖下服用，可治療中暑。

【選擇法】

南瓜的盛產期在夏天，選購時，要挑選個兒小、皮硬、有重量感的為佳。

我們把南瓜翻過來，底部的臍愈小，就愈好吃。

山藥——具有強烈消化力的滋養食品

山藥（Dioscorea opposita Thunb），薯蕷的別稱，多年生蔓草，塊根圓柱形，多肉。

【藥　效】

山藥的最大特徵就是它強烈的消化能力。

因為它具有澱粉質分解酵素，所含的澱粉酶成分比蘿蔔更多，吃山藥的消化效果比其它芋頭類植物要好得多。

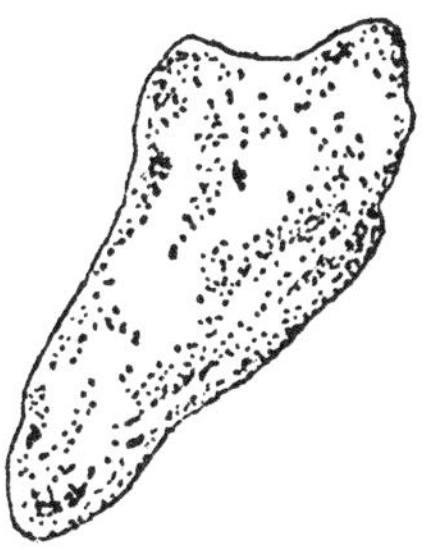

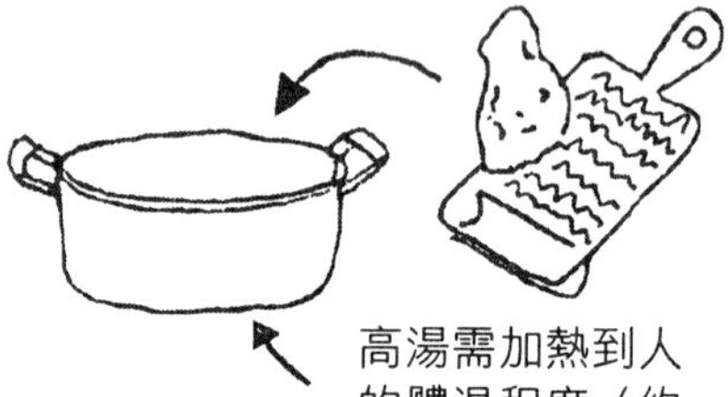

高湯需加熱到人的體溫程度（約攝氏 36 度左右）

山藥的強壯及滋養效果好，在某些地方甚至被人當作補腦的食物，讓小孩子們經常服用。此外，它對於止咳、化痰及夜尿患者據說也很有效。

【使用法】

山藥的吃法，通常是將它磨碎成山藥汁，淋在生魚片上，或是將生的山藥切成四公分長條狀，灑上柴魚片及醬油，成為一道山藥冷盤。

製作山藥汁時，要切記混合加入的高湯溫度要在攝氏三十六度左右，因為山藥所含的澱粉酶中，有幾種酵素遇到高熱就會分解，為了保存藥效，我們只得特別注意。

若有咳嗽、多痰、夜尿等症狀時，把山藥切成圓形薄片乾燥，一次取二片用二杯水煎服即可。此乾燥片也可用作平時保存之用。

【選擇法】

當山藥搗碎時，如果水分少，黏性強，那麼就是好的山藥。

青芋——神經痛、風濕病的絕佳外用藥！

青芋（Colocasia antiquorum Schctt），又名里芋，天南星科，多年生草本。球莖，橢圓球體。

芋頭長在泥土中，是富含澱粉的高熱量食物，它的成分除了鐵質、鈣質之外，含有維他命B_1、B_2、C等鹼性物質。吃起來以口感鬆軟，帶有黏性為佳。芋頭應用在各類糕點的比例上很高，許多人總是在不知不覺中食用過量，因此對於控制飲食的人尤其要特別當心。

【藥　效】

食用青芋，能促進消化整腸、治療便秘，對於腹部不正常的發熱，也有相當的解熱效果。

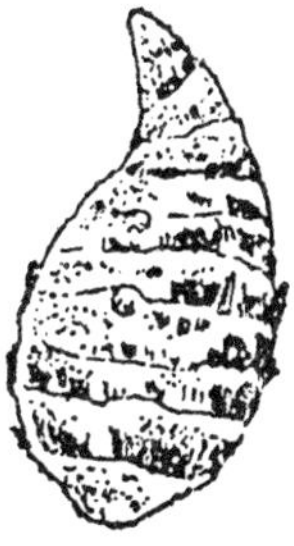

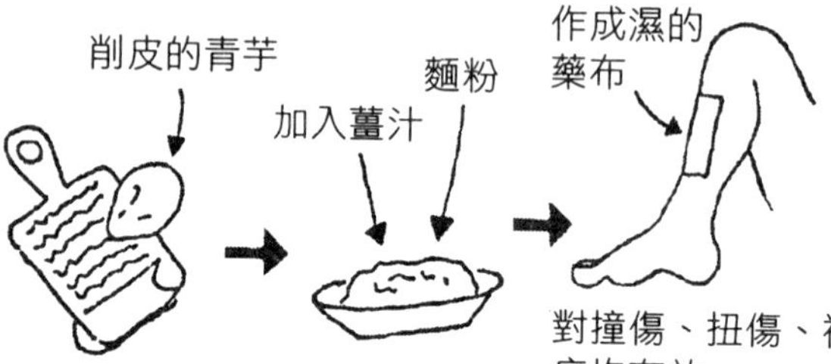
將它磨碎
對撞傷、扭傷、神經
痛均有效。

青芋中含有一種產生黏性的酵素，叫做「黏朊」，它的功能是在人體內製造葡萄醛酸，協助肝臟解毒，此外黏朊也可促使荷爾蒙分泌、防止老化。

附帶一提的是，因為黏朊會刺激喉嚨黏膜組織，不利去痰，所以，咳嗽和有痰的人應避免食用。

青芋被當外用藥使用，可能是一般人不知道的，但它在這方面的療效是非常宏大的。如撞傷、肩膀僵硬、扭傷、關節炎、風濕痛、神經痛等等。但要注意的是，如果傷口有化膿的現象，就不宜再使用。

【使用法】

烹調青芋時，應先削皮、洗淨、用鹽搓揉，這樣就可以去除黏性。有些人在削皮時，手碰到青芋表面會過敏發癢，處理時就應戴上手套、避免直接碰觸。

製作外用藥布的方法：將青芋去皮磨碎，加入適量的麵粉及薑汁，然後充分攪拌，塗在厚的布上，貼於患部。藥布乾了以後就換一片新的，這樣重複幾次直到減輕疼痛為止。

【選擇法】

要買新鮮的青芋，最好找帶土的，千萬不要買包裝好、已經削皮泡水的青芋，因為它的藥效將會完全改變。

馬鈴薯——生汁預防胃潰瘍有效

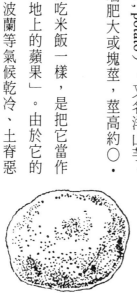

馬鈴薯（Solanum tuberosum L；potato），又名洋山芋、洋番薯。多年生草本，地下莖先端肥大成塊莖，莖高約〇・五～一公尺。

歐洲人食用馬鈴薯，就如我們吃米飯一樣，是把它當作主食。特別是法國，被人認為是「地上的蘋果」。由於它的生長環境不需太好，即使在德國、波蘭等氣候乾冷、土脊惡

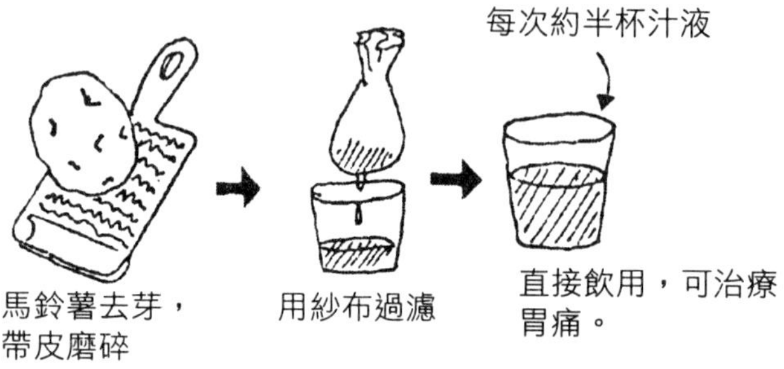
每次約半杯汁液
馬鈴薯去芽，
帶皮磨碎
用紗布過濾
直接飲用，可治療
胃痛。

劣的地上，也只有馬鈴薯才能生存，所以它被歐洲各國喜愛的程度，簡直像地上的寶物般受到重視。

【藥效】

馬鈴薯為一鹼性食品，它的成分除含有大量不易因加熱而破壞的維他命C和鈣以外，還有維他命A、B_1、B_2、K，色氨酸及鐵等礦物質。

色氨酸的功能在造血、熱身、使臉色紅潤，對有貧血傾向及時常感到寒冷的人都有幫助。而其中所含的酪胺酸酶酵素，能使心臟機能正常化，促進血液循環及降低血壓，對胃潰瘍、十二指腸潰瘍也有效果。

其中的鈉元素，對於肉類食品的中和，排泄體內過多鹽分，都有效果，我們常在西餐中見到馬鈴薯搭配肉類食用，就是這個用意。

【使用法】

為了儘量保存馬鈴薯所含的藥效成分，最好不要削皮，洗淨後直接烹煮即可。烹調時可以蒸、煮或炒食，都是很好的食用方法。

患有胃潰瘍、十二指腸潰瘍的人，可將馬鈴薯洗淨，長芽的部分剔除，帶皮磨碎，以紗布過濾，可得馬鈴薯生汁。患者只要每天三次空腹飲用，一次約半杯就有效果。對於一般胃痛的人，也可飲用此生汁液。

調製馬鈴薯湯，只要把切成薄片的馬鈴薯，加上洋蔥和三杯水，煮到半量即可，吃時可加入鹽、胡椒等調味料增加氣味，在空腹時飲用對高血壓和腎臟病有效。

若用一斤馬鈴薯，連皮磨碎，將紗布過濾的汁液以小火熬煮八小時，直到變成炭狀的粉末為止。將此粉末一天一茶匙用水服下，具有一般胃散的功能。

【選擇法】

挑選馬鈴薯，應注意外皮要薄，顏色要白，有光澤，呈橢圓形的為佳。馬鈴薯長芽就表示有毒，切勿購買。

蓮藕——克服更年期障礙，強化消化器官機能有效

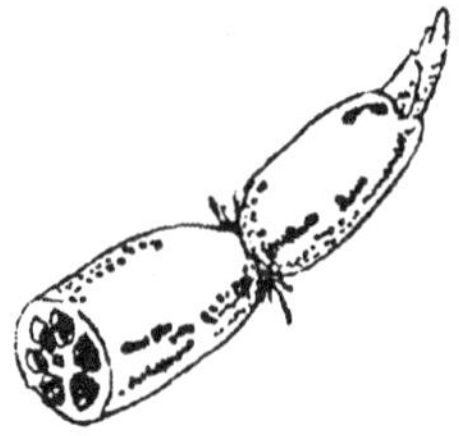

蓮藕是荷花的地下莖部分，形狀肥大，內部呈孔狀分佈，通常我們用它來作菜，都忽略了它所具有的許多藥效。

【藥　效】

藕的成分含著維他命C、磷、鉀、鐵及單寧酸。它的功能在血液疾病上，可促進止血、強化血管彈性、預防貧血。在消化方面，可防止胃腸的潰瘍，強化消化器官機能，對健胃整腸有效。在神經系統方面，能使神經興奮、情緒穩定、治療婦女更年期的障礙等，對美容也有幫助。

【使用法】

患有感冒或氣喘時，將生蓮藕磨碎，服用一小酒杯的生汁，每天服用效果較好。如將生汁用小火加熱，服用一碗的份量，可以治療下痢。

對於嚴重貧血及胃潰瘍患者，把蓮藕有節的部份乾燥，取十公分一段以三

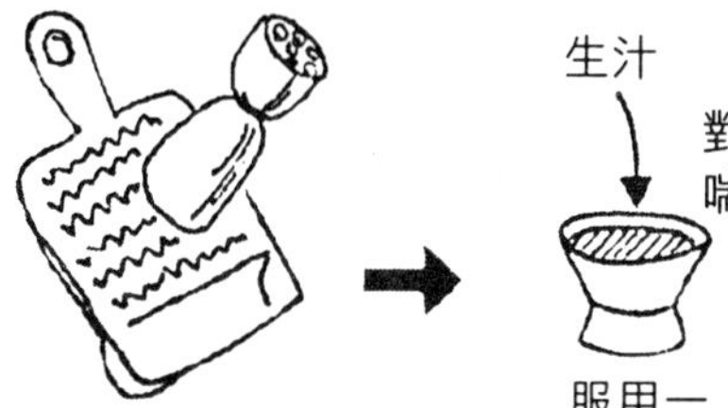
將蓮藕磨碎
生汁
對感冒、氣喘有效。
服用一小酒杯

杯水煎服，一天服用三次有效。

在流鼻血或鼻塞時，以蓮藕的生汁放入鼻孔內，即可治療。若將蓮藕有節部分磨碎約一小酒杯，加入少量薑泥，沖熱開水服用，就能止咳、化痰，減輕喉嚨痛。

【選擇法】

蓮藕的盛產期是每年的十一到十二月，我們要挑選皮呈乳白色、形狀不太大的小型藕。

玉蜀黍——治療日照過多、中暑等的良藥

玉蜀黍（Zea mays L；corn），又名玉米、珍珠米、包穀。一年生草本，莖高一～三公尺，圓柱形，葉互生，葉鞘抱莖。

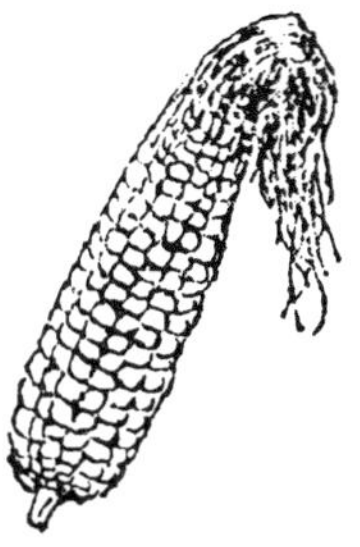

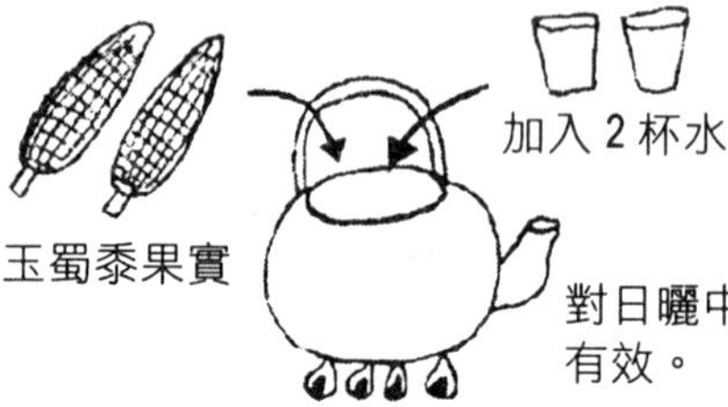

不論是當雜糧、零食或作菜，玉蜀黍以它鮮豔的顏色和耐嚼的質地獲得無數人的喜愛。這種原產於秘魯的野生植物，最早是在印加帝國人民栽培下改良品種，到了十六世紀初期，再經哥倫布傳到歐洲各國，很快就普及各地。

現今西方菜單中的玉米濃湯、玉米麵包或玉米餅，都成為頗具代表性的食品，廣為流傳。

【藥　效】

玉蜀黍中含有維他命A、B、E以及多量的酵素，對於健胃整腸極有幫助。玉米粒對於夏天裡日曬過多、中暑、噁心等狀況都能減輕，更能避免夏季氣候所帶來的疲倦及精神不振。

去掉果粒的玉蜀黍心（即玉米棒），具有預防痱子、腫瘤及常冒虛汗的效果。就連玉蜀黍皮上帶的棕色鬚毛，也有利尿、治療腎臟病及膀胱炎的藥效。

【使用法】

在中暑、噁心、不舒服時，可用二隻玉蜀黍削粒，用二杯水煎服，一天三次即可。

對於腎臟病、膀胱炎、糖尿病患者，可將鬚毛以日光乾燥後，取十公克以三杯水煎服，或是將乾燥的玉米棒和鬚毛，加三杯水以小火慢煎，約一小時即可。

長痱子和腫瘤的人，可將玉米棒烤焦，磨成粉末，再和麵粉拌勻貼於患部即可。

烹調玉米的方法，除了煮成玉米湯外，還可做生菜沙拉，或是和毛豆、豆乾、胡蘿蔔等切丁炒菜。因為玉米質地較硬，色澤鮮豔，非常適合做為便當菜。

玉米濃湯的作法：清湯煮開，丟入玉米粒，待煮軟時加入豆腐一塊（隨意搗成泥狀），以鹽、酒、香油調味，再用太白粉勾芡，就是香濃美味的玉米濃湯了。

【選擇法】

市面上的玉米有白玉米、甜玉米二種，甜玉米果粒金黃，糖分較高、質地較嫩。只要注意果實飽滿，未受蟲咬，排列整齊的玉米粒就是好玉米。雖然常有罐裝及冷凍品出售，但是，盛產期內還是以新鮮的為採購對象較佳。

款冬——去痰止咳的特效藥

款冬（Tussilago fartara L）和牛蒡一樣，是日本的特產蔬菜之一，歷史也最悠久。它的氣味清香，質感清脆爽口，是一道令人腸胃清爽的菜餚。

款冬是一種菊科的多年宿根植物，在各個地區都能普遍栽植，主要是以有水的池塘為主，它的地下莖是沿著地表附近生長，而後由地下莖的前端長出花莖（也就是冬季才有的款冬梗）。至於平常我們所吃的款冬，只

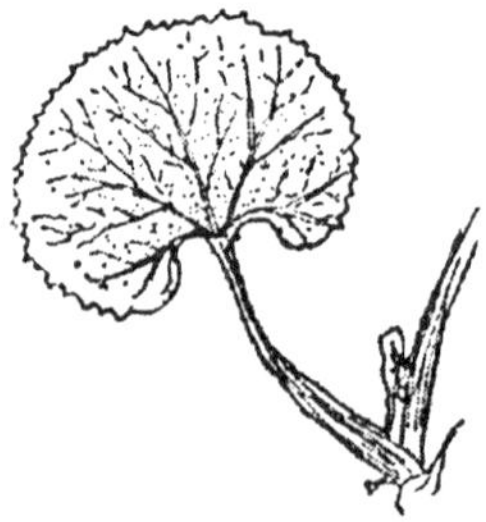

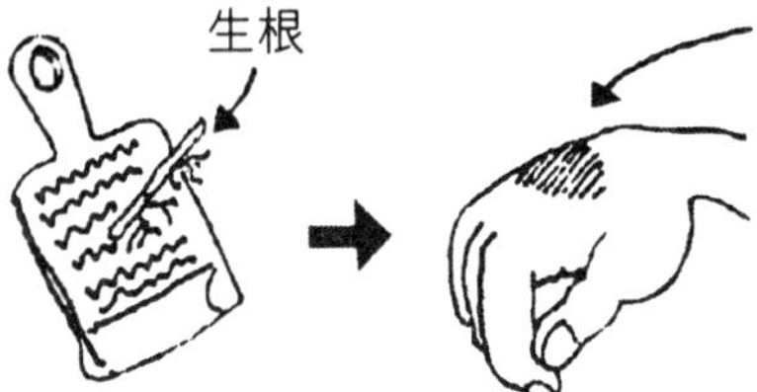

是植物的葉柄部分，而非莖的部份。

【藥　效】

不論是款冬的根、葉或是葉柄，都含有生物鹼的成分，它能促進體內蛋白質、脂肪代謝作用的正常化，從支氣管黏膜上分泌黏液，達到去痰、止咳的效果。

此外，款冬也能當作解毒劑使用，對於食物中毒、毒蟲咬傷、撞傷、割傷都有效果。同時它因為含著大量的纖維質，便秘的人也能用來減輕症狀。

【使用法】

在一般的食用上，從初春到夏季，主要是採集款冬柄作為煮菜的材料，若是自晚春到初夏時節，採得的款冬外皮較硬，最好是先燙過去皮後使用。

款冬飯：將款冬柄撒鹽，放在切菜板上搓揉，然後放入沸水煮三分鐘，撈出再泡入冷水備用。去皮的款冬切成適當大小，以醬油、麻油等調味，混合拌入熱飯中，就是芳香可口的款冬飯。

若是在三月的初春時節，將挖出的款冬根以日光乾燥，可用來治療咳嗽及化痰。作法是將乾燥的根五十公克以二杯水煎服即可。

遇到食物中毒、毒蟲咬傷時，可生飲款冬葉柄磨碎的汁液。撞傷或割傷，則以款冬的根部磨碎，塗在患部使用。

第二章　可供觀賞的藥用庭木

因服食第一章介紹的藥草蔬菜有違和感覺的人，恐怕不多。本章特別介紹庭木類，可能很多人要對木類的可食性感到懷疑，並且大皺眉頭。

若說樹葉可以吃，甚至連根或樹皮都能食用，可能有人要感到奇怪，甚至認為——

我們不是動物，怎麼能吃這種東西？

但讀者們別忘了，人類也是動物。

很多動物從樹葉、樹皮中獲得養分。

人類也能從樹類得到養分的補給，這並不值得大驚小怪，只是人類沒有像其他動物般，有著銳利的牙和強韌的胃。

所以若要接受人類能吃樹類的觀念，必須先讓人們知道哪種樹可吃？吃哪個部份？有何種效果？

本章以八仙花、梔子和蘭玉竹等所謂庭木為中心，介紹十九種樹，並對它的藥效、利用法、栽培法等部份加以說明。

柿——可治宿醉、腳氣病。對打嗝也有效

柿（Diospyros kaki；Persimmon），落葉喬木，高三～九公尺。漿果多肉，熟時紅色。

原產於中國的落葉果樹，在日本，有許多品種。除寒帶外，各地均有廣泛栽培。

野生於各處山地。分為甜柿和澀柿，野生大部份為後者。

【藥　效】

從蒂、嫩葉到果實均具藥效。

柿蒂（中藥叫柿蒂）對抑止打嗝有妙效。

可治療夜尿症及凍傷，生葉可當解熱劑。果實直接食用，對宿醉、暈車、暈船、腳氣病都有藥效。

同時，亦可治擦傷、皮膚過敏、燙傷、凍傷、毒蟲

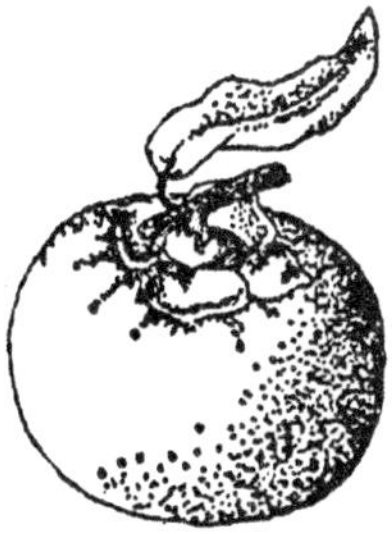

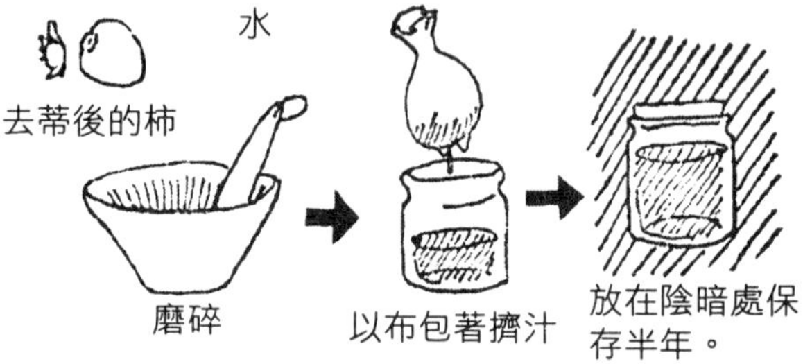
去蒂後的柿
水
磨碎
以布包著擠汁
放在陰暗處保存半年。

叮咬，可防止高血壓、動脈硬化等症狀。

【利用法】

取二十個蒂，用二杯水煎成半量服用，可治療打嗝及夜尿症。取十片嫩葉，加二杯水煎煮服用，對解熱有效。

取未成熟的小柿，去蒂，用臼磨碎，加上四、五倍量的水，每天攪拌一兩次，一個星期之後擠汁，把這種汁液放在陰暗處保存半年。塗於患部，對皮膚過敏、燙傷、凍傷、痔引起的出血，具有治療效用。

【柿 茶】

使用嫩葉。其維他命C含量為檸檬的二十倍，所以最適合用來預防感冒、高血壓，以及動脈硬化。

將嫩葉放入蒸籠，用大火蒸約二分鐘，快速冷卻後用菜刀切成兩、三公分的寬度，以雙手擠汁去澀，然後放在陽光下曝曬，使其充分乾燥。可放在冰箱中保存、當作綠茶飲用。

使用時，不要和咖啡、綠茶一起飲用。

棗——對燙傷、止痛有速效性

原產於歐洲南部、亞洲西南部，為耐寒性強的落葉喬木，其高度可達十公尺。枝的每節都有小刺，葉複生，呈圓蛋形，邊緣有鋸齒。正、反兩面都有光澤，三條明顯的葉脈為其特徵。

初夏開淡紫色的小花，果實呈橢圓形，約指頭大小，秋天成熟後會變成綠色或黃褐色。

【藥　效】

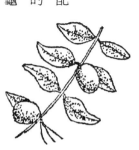

棗具強壯、鎮靜效果，在中藥裏，使用於二十多種配方中。果實和葉皆具藥效，所含成分不明；但果實所含的蔗糖、黏液質等對便秘、聲音嘶啞、喉痛、凍傷、皮膚龜

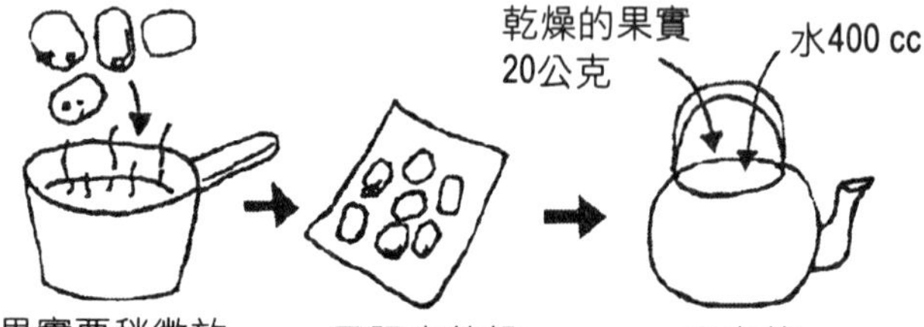
果實要稍微放
在熱水中燙過
用陽光乾燥
用火煎

裂的治療有效。葉可治燙傷，也可當止痛劑。

【利用法】

秋天採集成熟的果實，用熱水燙過後，以陽光曝曬使其充分乾燥。這時採集到的果實，味甜而軟硬適中，最具藥效。

這種乾燥品，中藥叫做「大棗」。採選大棗二十公克，加水四百cc煎煮服用，可治療便秘、聲音嘶啞及喉嚨痛。

取大棗十公克，加入五公克甘草，用四百cc的水煎服，可強壯、對胃痛、頭痛、解熱和神經衰弱有效。

把成熟的生果肉弄碎，塗在患部；或是用乾燥的果實，或葉所煎的汁，弄成濕濕布貼在傷處，可治療皮膚龜裂、凍傷。

把乾燥的葉製成粉末狀，加入蔴油充分攪拌，貼在患部，對治療燙傷的疼痛有速效性。

【藥用酒】

取乾燥的果實三百公克，加米酒一・八公升，冰糖或砂糖三百公克，混合後放在陰暗的地方約三個月。記得事先把果實用菜刀切成四塊，服用時，先以紗布過濾。喝一小杯有止咳作用，每天睡前服用一、二小酒杯，可當作強壯劑使用。

無花果——直接服食有整腸作用，亦可當淋浴劑

無花果（**Ficus carica Linn；Common fig**），原產於地中海沿岸的落葉灌木，高二～四公尺，因為它會開無數的花，而看起來卻好像不開花，所以叫「無花果」。果實於一月成熟，因而叫「一熟」。別名「唐柿」。

【藥　效】

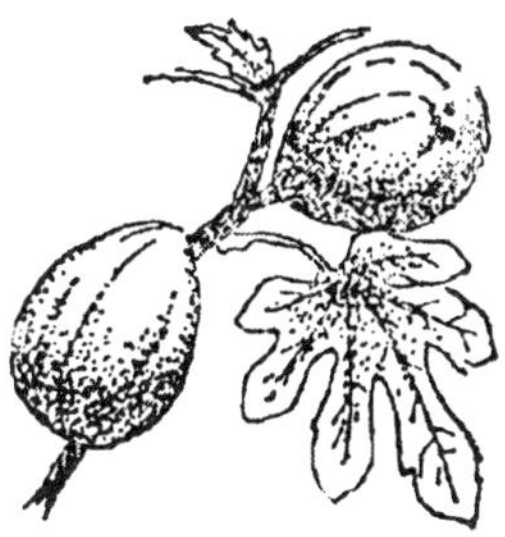

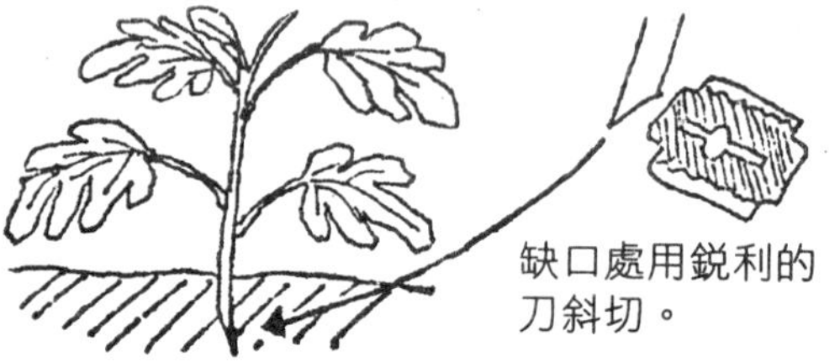

缺口處用銳利的刀斜切。

果實的主要成分為糖質，含有百分之二十至百分之四十五的糖分和檸檬酸、蘋果酸、醋酸。果實有通便、整腸作用，亦可治療便秘、痔瘡。

此外，還能夠淨化污血，使它排出體外，對吐血、流鼻血亦有效，生葉當作淋浴劑，可治療神經痛、風濕痛和痔。具有鎮痛的效果。枝葉中白色乳液狀的汁，含有蛋白質、膠質、酵素等成分。

自古以來，即當做治疣和香港腳的良藥。

【利用法】

果實直接服食，有整腸、助消化的功能，亦可治療痔和便秘。將果實乾燥後，用水煎服，具有瀉劑作用。

取乾燥的無花果，一天一個，加二杯水煎煮，分二次服用；可當瀉劑使用。折斷莖或葉，會產生乳汁，把這乳汁一天分幾次塗在患部，可根治頑固的痔和香港腳。

把生葉切一切，放在布袋內裝入浴盆，可當淋浴劑使用。將根、葉放在日陰處使乾燥，也可當淋浴劑。

【栽　培】

一般都利用插枝來繁殖。在六月，選擇排水良好的半日陰處，稍微耕種，將枝條斜斜植入土中，則存活率大。枝條的缺口處用刮鬍刀、或菜刀等銳利的刀斜切為其要點。

植入一個月後就可長出根，如果成長順利，可在第三年開始結果。六、七月間成熟的果實叫「夏果」，秋天成就的果實叫「秋果」，一年收成二次，也是無花果別於其他植物的魅力之一。

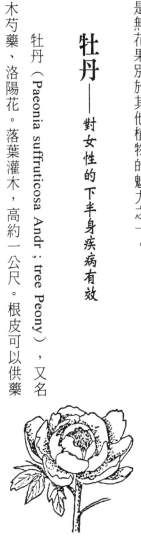

牡丹——對女性的下半身疾病有效

牡丹（Paeonia suffruticosa Andr；tree Peony），又名木芍藥、洛陽花。落葉灌木，高約一公尺。根皮可以供藥

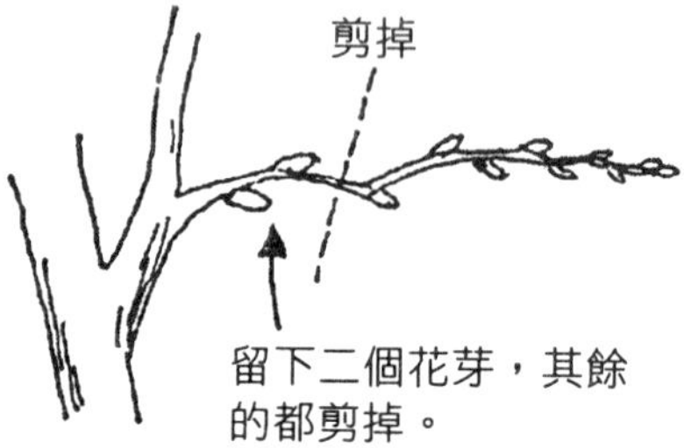

用，牡丹象徵富貴，是花中之王，是中國特產，目前各地栽培品種很多。

牡丹和芍藥、百合一樣，常用來形容美人。

八世紀時，唐都長安的農家，大都栽培牡丹為業，後來逐漸傳入日本。

十八世紀，法國的王侯貴族曾拿它當衛生紙使用。

【藥　效】

自古以來，牡丹即用來形容美人，其藥效亦大部份用在治療女性下半身的疾病。

根皮對於女性特有的生理痛、生理不順、痔瘡、頭痛、更年期障礙等病痛有效。美麗的花，可洗淨子宮。

【利用法】

十月中旬，採取牡丹的根部，剝掉根皮，用陽光曝曬使其充分乾燥。取一小把乾燥的根，加三杯水煎煮服用，對治療痔瘡、生理痛、心情急躁等症狀都有效。對罹患痔瘡的人，煎服和將煎汁塗於患部，二者同時進行，效果奇佳。

花充分陰乾後，加三杯水煎煮，煎汁可當作陰道洗淨液。

【栽培法】

若想在家中栽培牡丹，要注意剪枝的時節。七月中旬開始，花芽會分化，秋天，花芽成熟，留下二個花芽，其餘的都剪掉。

若不做這種剪枝的工作，頂芽生長的位置會一年比一年增高，最後會失去平衡、強風一吹就倒下；所以剪枝相當重要。

此外，在六月將春天長出來的枝、留下前端的芽二、三個，其餘都摘掉。

箭竹——有淨化血液、消除疲勞、治療糖尿病的效果

箭竹（Sinarundinaria nitida Nakai），禾本科，桿高三尺，深紫色，節間長六～八公分，每節分枝多數。生長於海拔一千～三千公尺的山坡林緣。

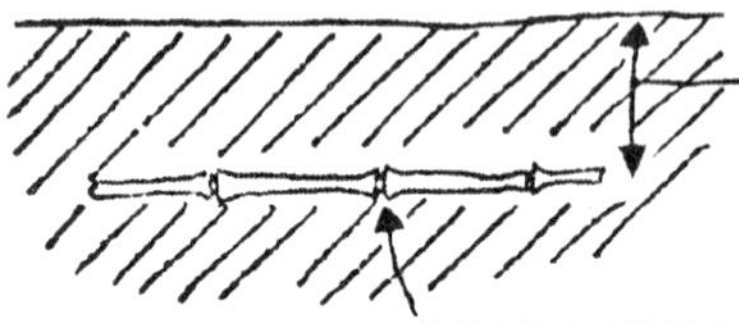

是熊貓最愛吃的食物，在冬天，葉會生出白色的斑點。

冬眠後的熊，非常喜歡吃箭竹，有恢復體力的效用。

【藥 效】

自古即流傳於民間，生葉名叫「隈笹葉」，根據動物實驗及臨床證明，的確具有藥效。

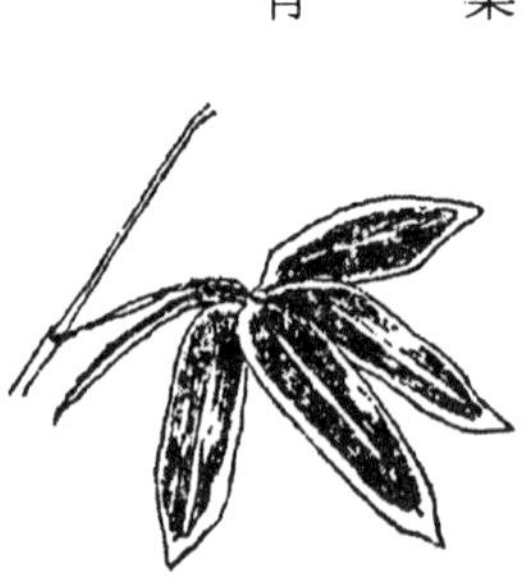

成分為蛋白質、脂肪、鈣、維他命K。維他命K含量豐富為其特徵。

維他命K會溶化在血液或液體中，有淨血作用；鈣離子會把酸性體質轉化成鹼性體質。對治療高血壓、糖尿病、胃病和感冒有效。

在一百公克中胺基酸的含量，比同量的米或牛奶多出好幾倍，能消除疲勞、補充體力。

此外，對皮膚粗糙、長痱子均具療效。

【利用法】

製成箭竹茶飲用是最普遍的方法。

初春時新芽長出；在葉子張開以前將葉蕊摘下，充分陰乾。因為葉捲著，若乾燥度不夠就會發霉，要特別注意。

當茶每天服用，對消除疲勞、治療高血壓、糖尿病、胃腸衰弱有效。

初春時如果忘記摘取嫩葉，亦可摘取一小把葉子，用三小杯水煎成半量服用，藥效和前者相同。

對濕疹、長痱子、皮膚粗糙等症狀，同時內服和洗箭竹浴具有療效。

【食　用】

初春時節，摘取捲葉可當油炸食品、涼拌菜、或是湯的材料。

【栽　培】

採取三十公分長的地下莖，種在十公分深的土中。可當觀賞用。

南天竹——可止咳、治療胃痛，並具解毒作用

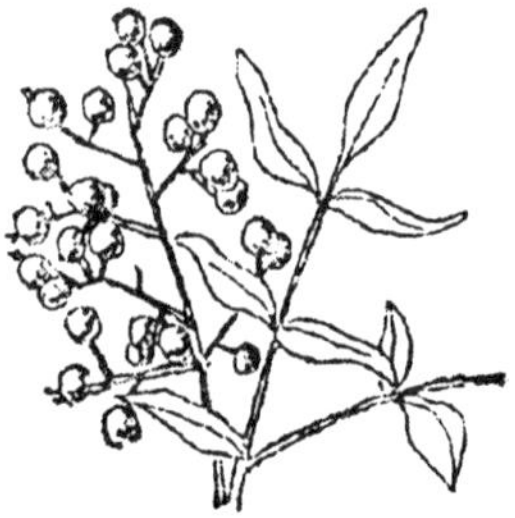

南天竹（Nandina domestica Thunb），高二～三公尺，初夏盛開白色的小花，秋天結出可愛的紅色果實。一般都當作庭木種植，為自生於溫暖山地的常綠灌木。

葉複生，呈蛋狀、前端尖。六月會在莖的頂端盛開很多白色的六瓣花。

【藥　效】

葉有解毒作用，亦可當催吐劑。

葉除了可以解毒之外，還有止胃痛、腹痛和咳嗽的效果，因含有毒的氰酸配糖體，所以不可以隨便食用。

果實和葉一樣，具有止咳、解熱作用，對強壯和消除疲勞都有效。

南天竹有結白色果實的「白南天竹」，和結紅紫色果實的「紅南天竹」兩種，均有藥效。雖然一般較重視白南天竹，其實二者效果相同。

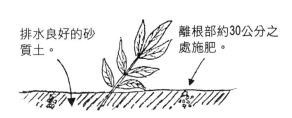

【利用法】

取生葉十片，加少量的鹽充分磨碎，這種生葉汁飲用一茶杯，可治胃痛及腹痛。吃魚中毒時，將生葉煎服即可解毒。

冬天採集果實後，在陽光下曝曬使其充分乾燥。製成粉末狀，每天服用少量，可消除疲勞、產生強壯的效果。取乾燥的果實十公克，加三杯水煎煮服用，可強化視力。

乾燥的果實十公克，加二公克甘草，煎服後對解熱有效。

【栽　培】

初春的梅雨時節，選擇半日陰的地方插枝，以排水良好的紅玉砂質土最適合種植。

發芽後，每星期施一次淡肥；著根後，每年推一、二次土，此時將豆餅放在離根三十公分的地方即可。

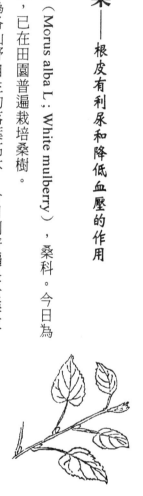

桑——根皮有利尿和降低血壓的作用

桑（Morus alba L.; White mulberry），桑科。今日為了養蠶，已在田園普遍栽培桑樹。

原為各山野自生的落葉高木，今日則普遍長於海拔較低的山林，被稱作「山桑」。

葉端稍尖呈卵形，邊緣為鋸齒狀，四月開花。果實為橢圓形，稱為桑椹，成熟後呈紫黑色，味甘可食。

【藥　效】

乾燥的根皮，中藥叫「桑白皮」，有利尿、去咳、止痰的作用。

根皮可當瀉劑用，亦有降低血壓的功效，常製成筷子或茶杯，據說經常使用可預防中風。

根或小枝具有輕瀉、利尿和預防中風的效用，直接服用可利尿、止痰。亦

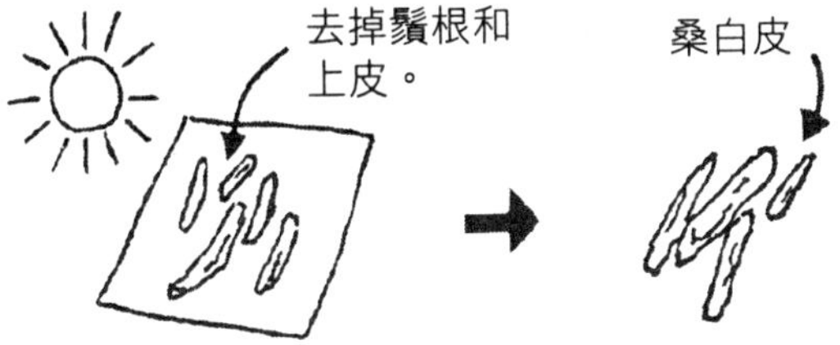

有驅蟲的功效。

【桑茶、桑酒】

除了可強壯身體外，對治療和預防高血壓，亦有良好的藥效。

【利用法】

春天採集根。把鬚根和上皮去掉，收集白內皮，經陽光曝曬乾燥，即為「桑白皮」。

取桑白皮十公克，用四百ｃｃ的水煎煮，一天服用三次，對利尿、止咳、淨血、止痛等均具藥效。

生食黑色成熟的果實有利尿、止咳、強壯等效果。

【食　用】

嫩葉煮過後，可當汆燙菜或涼拌菜食用。

【藥用酒】

取桑白皮三百公克、加米酒一・八公升、砂糖或冰糖二百公克，混合後，置於陰暗地方約三個月。

如果在中藥店購買桑白皮，大都已切細，可放在雙層的紗布袋中，用木棉線綁著浸泡。

每天睡前飲用一、二小酒杯。

【藥用茶】

六月之前採集嫩葉，取適當的量用水洗淨，趁潮濕時，放在蒸籠蒸約九十秒，用菜刀切成二、三公分的長度，把澀擠掉，以陽光曝曬使其乾燥。

每次取二茶匙沖開水當茶喝，不但有滋養、強壯效果，對感冒、咳嗽或預防高血壓均有效。

連翹——將果實煎服，具有化膿、解毒的效果

連翹（Forsythia suspensa Vahl），原產於中國的落葉灌木，高可達三公尺，葉業生。四月上旬，整株會開黃

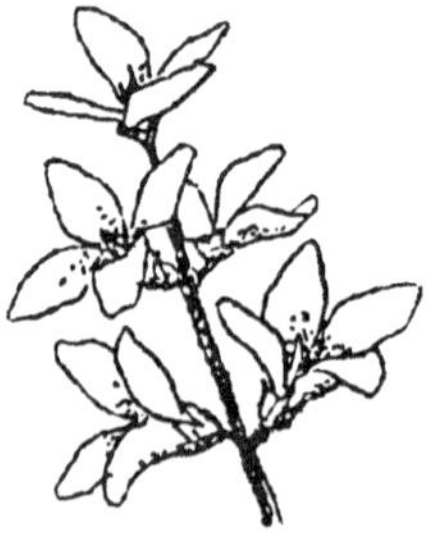

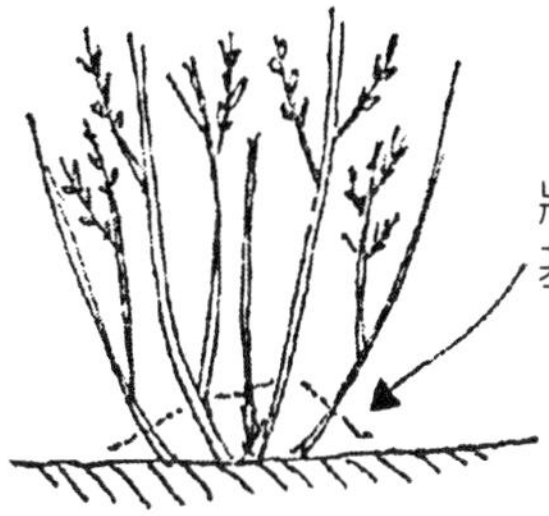

色的花。

除了當藥用植物外，也作為觀賞用。春天開花。

【藥　效】

具獨特香味的果實，同時具有藥效。果實有抗過敏作用，含黃酮醇配糖體和油酸，有收縮皮膚表面和防止細菌感染等功能。

具體來說，對於面皰、消炎、化膿、利尿、解毒均有良效，並有消除身體腫脹、止痛的作用。

【利用法】

七、八月間採集果實，以陽光曝曬使其充分乾燥。

取一茶匙（約三至五公克）的乾燥果實，加三百cc的水煎煮成半量。

一天分三次服用，能夠消除面皰，亦有解毒、化膿的作用，並可止痛、消腫。

並非可治療特別的疾病，而是可消除身體內最大的敵人——毒素；年老的病人可將連翹當茶，每天飲用。

【栽 培】

花色鮮艷，可當庭木栽培。韓國連翹的枝，伸展的特別好。

連翹有長的雌性株和短的雄性株兩種，為雌雄異株的植物，果實具藥效，雌雄混植為要點。

種植前要先搭架棚子或拱門，引誘枝纏繞生長，就可做成連翹棚或連翹拱門。

五月時期，等花開完後把枝剪掉，製造嫩枝，以便秋天花芽分化，並且要把過分擁擠的枝基部剪掉。

剪枝一定要在秋天之後。

通草——有利尿作用，可治療腎臟病、膀胱炎

通草，通脫木的俗稱，莖中白髓可作藥用。在秋天會結和瓜相似、短小的紫黑色果實，成熟後會裂開。果實為白色，內含黑色種籽。

自生在山野中的低木植物，會長出五片扇形葉。節為掌狀，四月時會開淡紅色的花，花莖會由節上長出，為其特徵。三葉的通草叫「三葉通草」，五葉的通草叫「野木瓜」，二者分布地方略有不同。

【藥　效】

蔓、果實、嫩葉部份具有藥效。特別是蔓含有油酸或其他的鉀鹽，對於腎臟病、利尿、膀胱炎和通經有良好的療效。

葉、莖對切傷、惡瘡有效，嫩葉有利尿作用。

秋天所結的果實，白色部份對腎臟病、尿道炎、膀胱

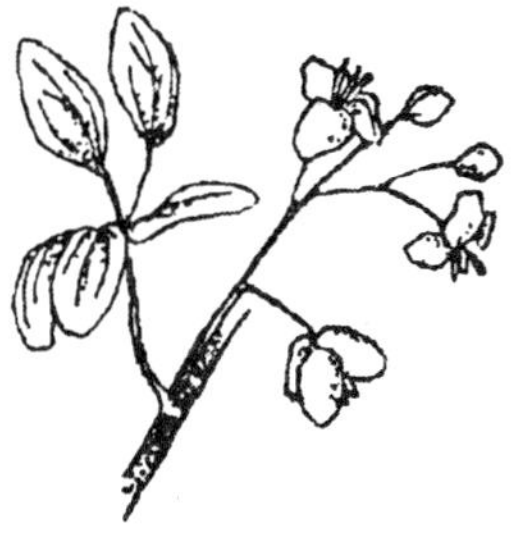

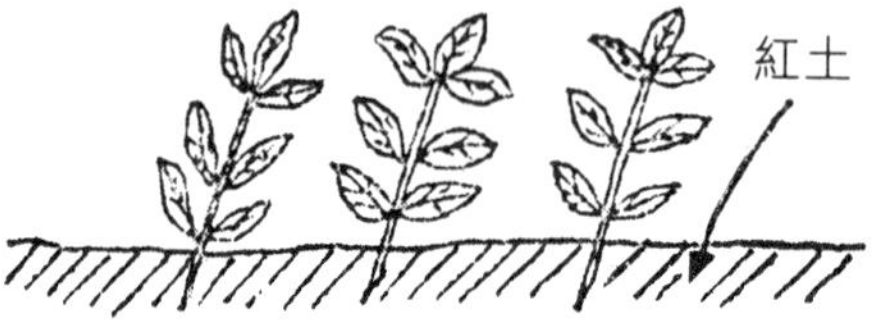

在梅雨期插枝

炎有效。

【利用法】

把蔓切片，放在陽光下曝曬使乾燥，中藥名稱叫「木通」。

取「木通」五到十公克，加四百cc的水小火煎煮，一天服用三次，可當消炎用；可利尿，對腎臟病和尿道炎的治療也很有效。取木通四十公克，加水四百cc煎煮服用，有通經作用。

使用莖、葉的煎汁，可治割傷、預防淋病。乾燥的莖、葉二十公克，加二百cc的水煎煮服用，能預防淋病；將煎汁塗在傷口，可治割傷；直接服用果實，有利尿作用。

【食　用】

將嫩葉、蔓端煮過泡冷水可去澀味，當作涼拌菜或汆燙菜食用，味道鮮美。新芽是最好的下酒菜。

【通草茶】

把乾燥的嫩葉當茶飲用、有利尿、治療腎臟病的效果。

【栽　培】

在梅雨期，選擇紅土地方播種，初春到夏天蔓會成長，種在院子可當遮雨棚利用。果實在自然狀態下不會結實，需要人工培植。

枸杞——是預防高血壓、低血壓的萬能藥

枸杞（Lycium Chinese Mill；Chinese matrimony vine），也作枸檵。同高麗蔘一樣，自古以來即被中國人當作中藥的上藥。

在中國的古書中，甚至記載著把枸杞、通草和皂莢三種加以混合，製成茶後飲用，據說可以活到二百歲。

為自生於路邊、河邊的落葉灌木，高一～二公尺，因為枝端長刺，所以可當籬笆用。

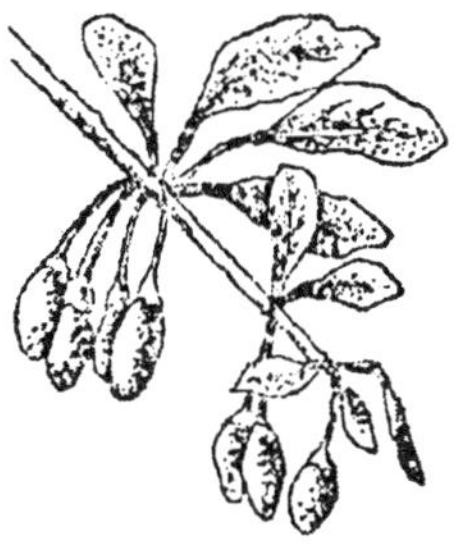

【藥　效】

是一種萬能藥。根、莖、果實、根皮都具有藥效，不過主要在葉的部份。葉比其他植物含更多的維他命C、B_1、B_2、蘆亭、蛋白質、鉀鹽、內銨鹽等成分。合在一起，可產生各種藥效。蘆亭有強化微血管的作用。透過這種作用，對高血壓、低血壓、頭痛、疲勞、手腳痲痺等症狀都有療效，且可預防動脈硬化。內銨鹽能促進消化、防止脂肪聚積在肝臟，並可當健胃劑、強壯劑，對便秘、消除疲勞都有效。

【利用法】

取葉、莖二十公克，用二杯水煎煮服用，可健胃、預防肝病、強壯、治療便秘等，服用煎汁和枸杞茶，效果相同。亦可治療冷虛症。

【食　用】

嫩芽可當氽燙菜、涼拌菜或味噌湯的材料，有強精作用。把生葉和米一起煮，就會變成枸杞飯，味道很好。

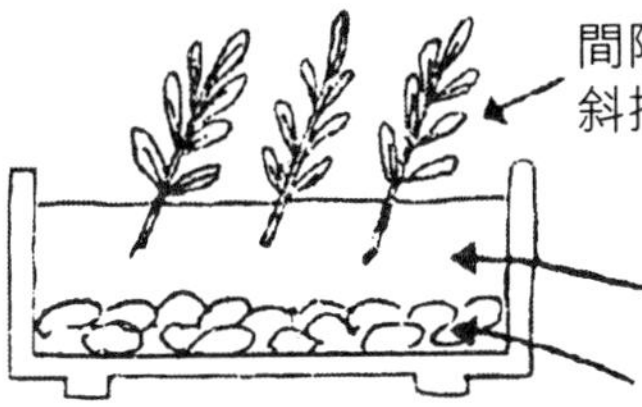

選擇日照良好之地。

【枸杞茶】

將初春的嫩葉用水洗淨，於蒸籠中蒸約兩分鐘後，放在濾水盆快速冷卻，取出以陽光照射使其乾燥。把這些乾燥品烘焙後當茶服用，因不像綠茶有咖啡因，因此可放心飲用。

【枸杞酒】

乾燥的枸杞果實，加入米酒一・八公升、砂糖若干，保存在陰暗地四個月後，即拿掉果實，再置二個月後即可完成。一天喝一、二小酒杯就有藥效。

【栽培】

六月時節，選擇日照良好之地斜插枝，半個月後就有根長出。

芍藥——對女性下半身疾病特別有效

芍藥（Paeonia lactiflore Pall；peony），又名金芍藥、沒骨花、赤芍。多年生草本，高約六十公分。

和牡丹一樣，常用來形容美麗女性的草花。

莖可長至八十公分，葉披針狀，呈蛋形，無毛、有光澤，五、六月間會盛開白色或紅色美麗的大花。

【藥　效】

根含有丹寧成分，對於肌肉痙攣、腹痛、胃痙攣有效。同時可做為月經痛、風濕痛、神經痛、冷虛症、凍傷等疾病的鎮靜劑。

【利用法】

根為紅褐色，褐色的剖面呈淡紅色，有特別的臭味。

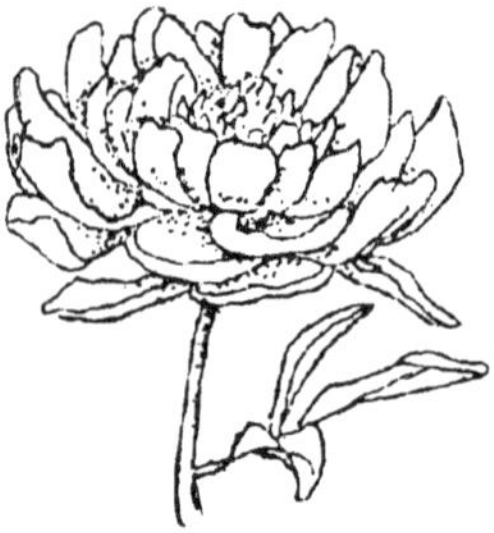

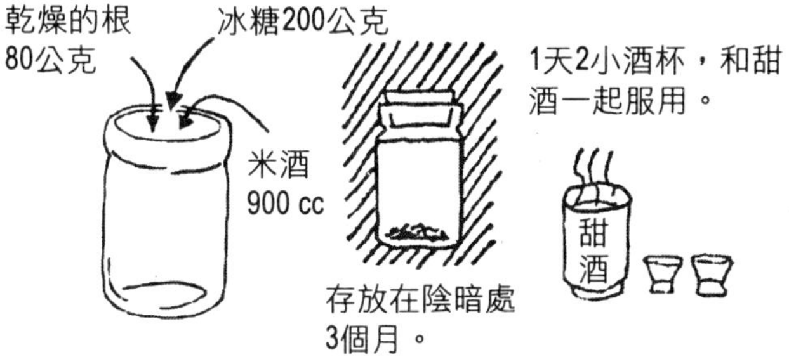

根部含有藥效。用嘴咬，剛開始有甜味，接著會有澀味和苦味的感覺。十月到十一月間採集，將肥大的根去皮乾燥。取乾燥的根十公克，以五百cc的水煎煮，一天分三次服用，可治療月經痛、神經痛、凍傷、肌肉痙攣、胃痙攣等症狀。

芍藥的根和其他生葉混合作成的中藥，利用範圍廣泛。取芍藥的根和甘草各四公克，以一百二十cc的水煎煮服用，對肌肉痙攣、腹痛、疼痛均能獲得宏大的藥效；將芍藥和當歸、川芎、地黃一起煎服，可治療月經不順。

【藥用酒】

取切細乾燥的根八十公克，加米酒九百cc、冰糖二百公克，放在陰暗處保存。三個月後，以紗布過濾。一天服用兩小酒杯。因有酸味不易入口，可和甘草酒一起服用。

【栽　培】

在秋天，選擇排水良好、日照良好的黏土地播種。第三年會開花，第四、五年的秋天可採集根當藥用。

黃連——帶苦味的健胃劑，對眼睛充血有效

黃連（Coptis chinensis Franch），因為黃連的根結成節狀，所以叫做「黃連」。自生在山地、樹陰的多年草本植物，也是日本的特產。

葉從根葉處長出，長柄，複葉為三片，呈蛋形，前端尖，邊緣為鋒利的鋸齒狀。

初春時節，會在花莖前端盛開許多白色小花。

【藥　效】

黃連自古以來都是救急的良藥，在中國古書亦曾

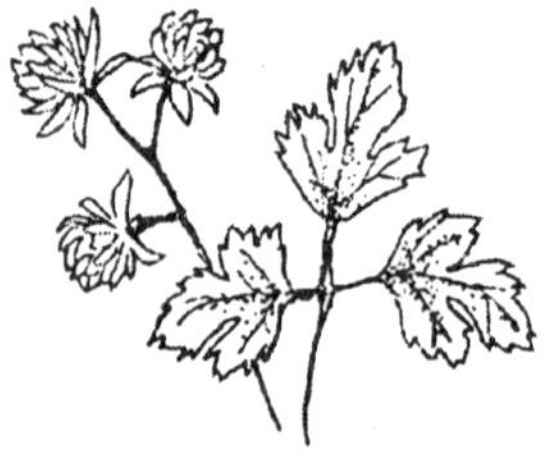

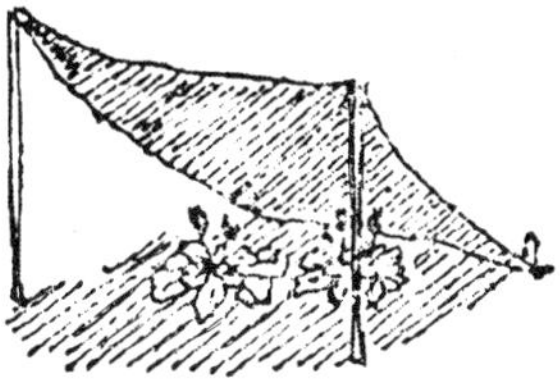

採用遮陽物，避免陽光直接照射。

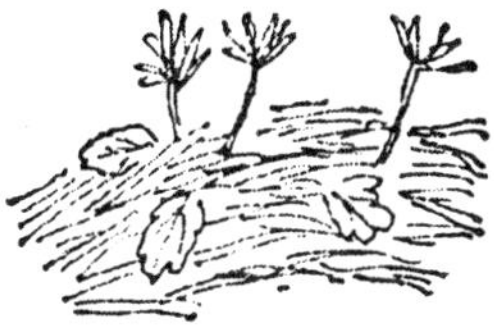

冬季舖稻草防止乾燥。

記載其用法。

當作藥用的根、莖，外表呈黃褐色，木蕊為鮮明的黃色，味苦，自古以來即被視為良藥。

根含生物鹼、小檗鹼，有消炎作用；可當健胃劑、對發炎、胸部疼痛、眼睛充血、割傷出血等症狀有效。

【利用法】

九月到十一月之際，採收肥大的根，將鬚根去掉，以陽光曝曬使其乾燥。

取乾燥的根五公克，加四百ｃｃ的水煎煮，一天服用三次，有健胃作用。煎汁有殺菌能力，可治眼睛充血和割傷出血。

煎汁冷卻後服用，可以治療宿醉和胃病。罹患口腔炎，可將煎汁當作漱口水，含在口中可消炎。

【栽　培】

十月左右，選擇有樹蔭或無日照之地播種，如果是在院子或田園栽培，要有遮陽物；盡量避免陽光直接照射，在冬季要鋪稻草，防止乾燥。

春天發芽時施肥，等約一年。翌年生出五、六片葉子的時候，把五、六株當作一株移植。

如果經常除草、施肥，四、五年後就可收穫。

辛夷——花苞為治療鼻塞、防止打鼾的特效藥

辛夷（Magnolia liliflora Desr），木蘭的別稱。從寒帶到熱帶地區皆有分布，為自生的花木。

樹高可達十五公尺，屬木蘭科，為落葉大灌木。在溫暖的地區約二月下旬到三月間花苞膨脹，四、五月間會開很多比木蓮稍小的花。

花味芳香，北方國家所產的辛夷，花瓣為紅色。是

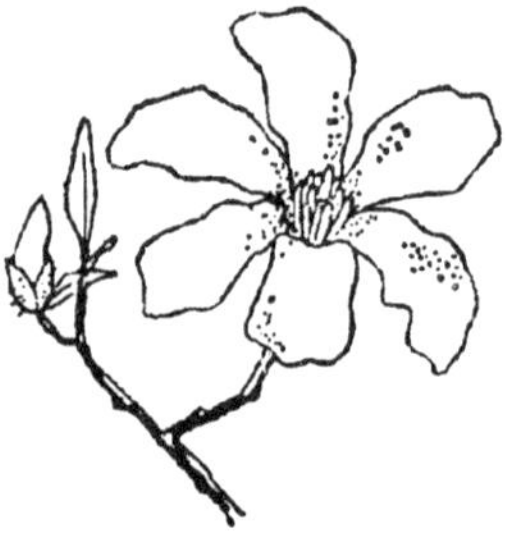

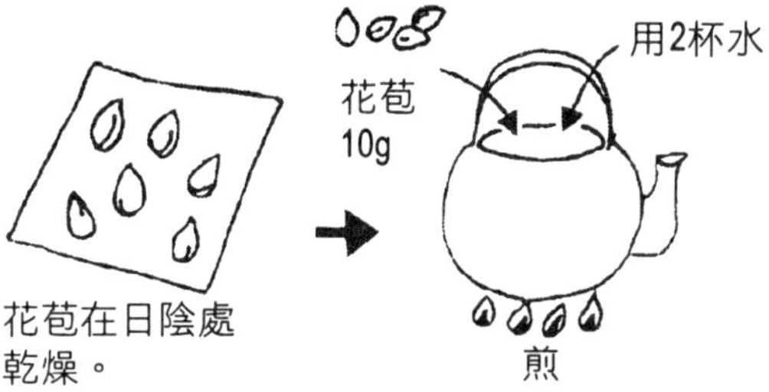

一種較昂貴的樹木，可栽培當副業。

【藥效】

花苞具有藥效。乾燥花苞在中藥裏俗稱「辛夷」，為治療頭痛、頭暈的特效藥。

此外，對治鼻塞、防止打鼾也很有效。

開放的花，可當作高血壓的預防劑。

【利用法】

採集二、三月的花苞，在日陰處乾燥後，取這乾燥品約五十公克，加二杯水煎煮服用，對鼻塞、打鼾、頭疼、頭暈等症狀有效。

亦有增強記憶力的效用。

取已開的花、做成和花苞一樣的乾燥品，像喝茶般每天飲用，可預防高血壓。

應在花未凋落之前採集。

【栽培法】

將過度生長的莖切斷，可促進成長。不過，剪掉多餘的枝，要在事先做充分的觀察；若不注意，在四、五月剪枝，有失去花苞的可能性。

五加——樹葉、根、皮有強壯、強精的效果，對腰痛也有效

五加（Acanthopanax gracilistylus W.W. Smith），五加科，樹幹形狀和接骨木相似，枝幹因為長許多針狀的刺，所以，民房的籬笆常以此為材料。野生於山地或雜木林的灌木，高可達二公尺，掌狀複葉，葉呈菱形、有花柄，前端如槭樹般有五片葉。

初夏會在短枝前端盛開淡黃色的花，花呈傘狀，秋天結小球狀果實，成熟時，顏色變灰黑色。

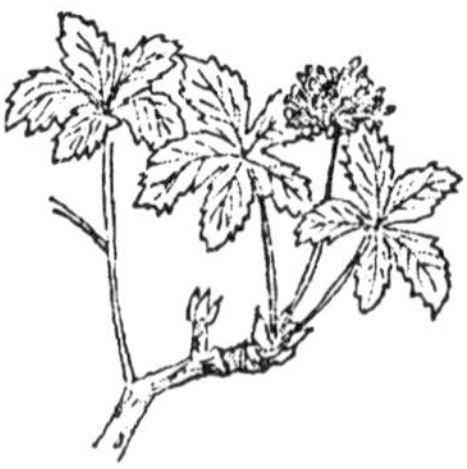

【藥效】

葉、根、樹皮均具藥效。根、皮是灰褐色，味香，具

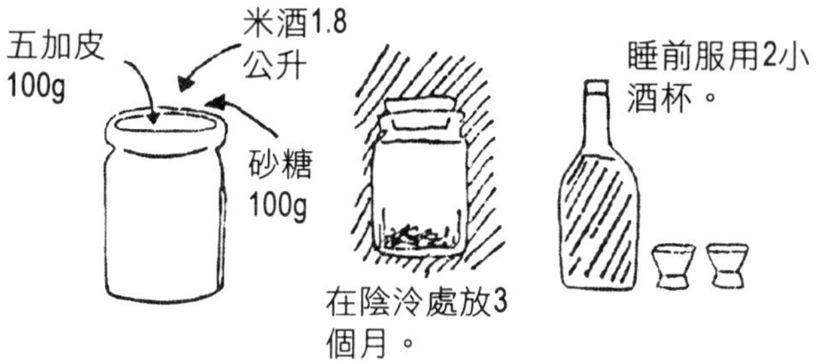

強壯、強精、治療腰痛、鎮痛等作用。

葉可強精、消除疲勞、治療胃病。五加的根、樹皮以陽光曝曬使其乾燥後，中藥叫「五加皮」；若浸泡成「五加酒」，可強壯、強精、治腹痛、神經痛、健胃、防止性慾減退等症狀。

【利用法】

在春天發芽前，把根掘出、剝皮，以陽光曝曬使其充分乾燥。

取乾燥的根、皮十五公克，加入兩杯水煎煮服用，可強壯、強精及減輕腰痛。

將乾燥的根、葉、皮混合，取約二十公克，用二杯水煎服，為治腰痛的良藥。

取十五公克生葉，加二、三杯水煎服，可治胃痛。

此外，將生葉稍微炒一下，再煎煮當茶服用，有強精效果。

【食　用】

把春天初生的嫩芽煮過，泡在冷水中二、三次，可當汆燙菜或是涼拌菜使用。

嫩葉切細，用鹽搓揉後和飯一起煮，即為五加飯。把燜乾的葉切碎，直接撒在飯上吃，別有風味。是消除疲勞的食品。

【藥用酒】

取五加皮一百公克、混合米酒一・八公升、糖一百公克，放在冷暗處保存三個月，然後把皮拿出，睡前服用二小酒杯。每天服用比較有效。

【栽　培】

三月上旬，以插枝繁殖，要充分澆水。六月長成苗後挖出，移植到排水和日照良好之地。

苦骨——生的莖、葉能治腫瘤、疥癬

苦骨（Sophora flavescens Ait），又名地槐，中藥名叫「苦蔘」，根有苦味，形狀和人蔘相似，故有此名。

生長在各地的原野、路邊，為多年生草本植物。莖圓柱形、直生，高度約〇・五～三公尺，每株可長數支莖。

葉為羽狀複葉，結橢圓而長形的小葉，莖長細毛為其特徵。初夏時，會在莖的頂端盛開許多類似紫藤花的黃綠色小花。

【藥　效】

莖、葉皆具藥效，可減輕腫瘤或疥癬炎所產生的痛、癢等症狀。

莖、葉且具有非常強的殺菌力，可當作農作物的驅蟲劑使用，亦可消滅附著在家畜皮膚上的寄生蟲。

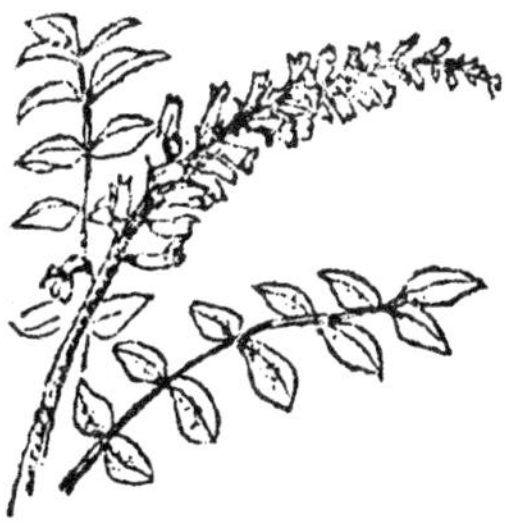

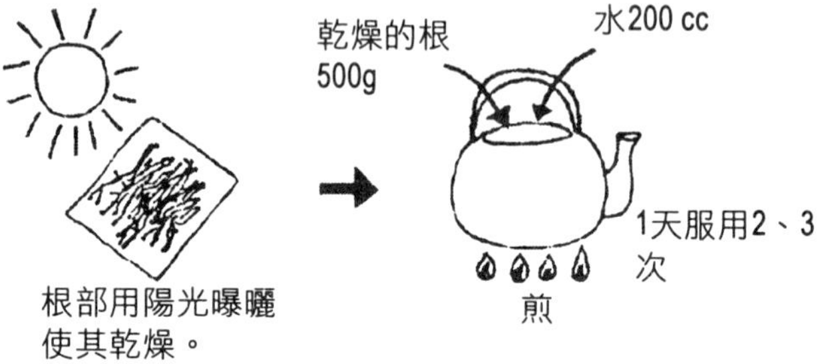
乾燥的根
500g
水200 cc
1天服用2、3次
煎
根部用陽光曝曬使其乾燥。

被毒蛇咬傷時，服用莖、葉的煎汁，可防止其毒分布全身。

根有健胃、利尿、解熱、強壯等作用，可治療心臟病及食物中毒。亦可用來驅除害蟲。

【利用法】

在秋、冬之際採集根，以陽光曝曬使其充分乾燥。粗根可縱切，使乾燥能完全。春、夏期間採集莖和葉。

取乾燥的根五公克，用二百cc的水煎煮，一天分二、三次服用，可健胃。

煎汁可利尿、當解熱劑，對神經痛、風濕痛、鎮痛的治療有效。

把乾燥的根做成粉末狀，一天服用一公克也有效。

用醋煎苦骨根服用，可治療食物中毒；生的莖、葉擠汁，清洗患部，可治疥癬；將生葉貼在患部，可治療燙傷。

木天蓼——果實有促進血液循環的作用

木天蓼（Actinidia Polygama Maxim；Silver Vine），獼猴桃科，葉互生，有葉柄，呈卵圓形，先端漸尖，有鋸齒緣，莖梢的葉常變為銀白色。

這種植物，不只是貓，所有貓科的動物都很愛咬，咬後有痲痺的現象。為一種慢性落葉灌木。

【藥效】

果實、蔓、枝幹都具有藥效，有保溫、利尿、促進血液循環的功能；其中果實對冷虛症、風濕症、神經痛、腰痛的治療有效。蔓或枝幹可當淋浴劑使用，有熱身效果。

此外，莖或葉都可治腫瘤、胃腸病，作成木蓼酒具有強壯、強精的效果。

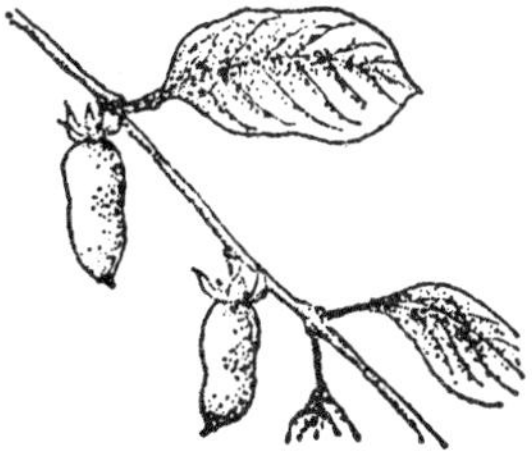

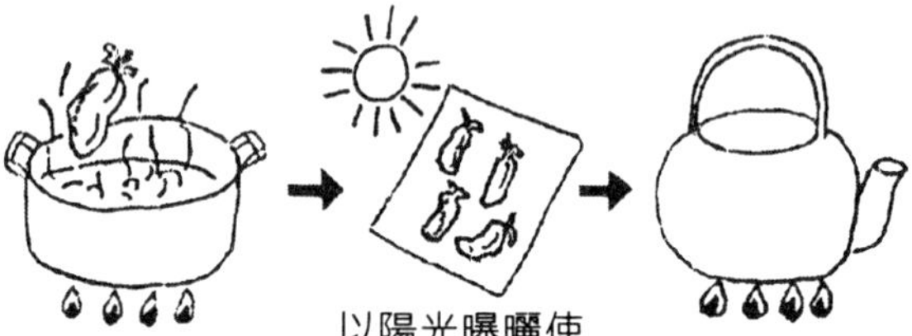
用滾水燙過
以陽光曝曬使其乾燥。
加入2、3杯水煎煮。

【利用法】

把夏天結的果實，採集後用熱水加燙，置於陽光下使其乾燥。取乾燥品約五、六個，加二、三杯水煎煮服用，可治療冷虛症、腰痛、風濕痛。將乾燥的果實磨成粉末狀，取約十公克、加熱水服用，效果和前者相同。

蔓、枝幹曬乾後，可以當淋浴劑使用。取枝幹十公克、加二杯水煎煮服用，可預防淋病。取嫩葉或蔓，直接加水煎煮，一天三次、餐前服用，可治療胃腸病。

【食用法】

初生芽或嫩葉，可當作汆燙菜或涼拌菜，雖略帶苦味，但味道鮮美。老一點的果實可當油炸食品，果實用鹽醃過後，可當下酒菜；除了鹽之外，放在蜂蜜或料酒中亦能保存。

【藥用酒】

取生的果實五百公克（如果在藥房購買乾燥的果實則取一百公克），加入米酒一・八公升、砂糖或冰糖一百公克，放在冷暗處保存二個月。若使用生果實，二個月後將果實取出（如使用乾燥品，在三個月後取出），能用來再度釀造藥用酒。睡前加梅酒飲用二小酒杯。

【栽　培】

四月採取，種在有濕氣的樹陰之地。

梔子——藥效不在花上，而在果實中

梔子（Gardenia jasminoides Ellis；Oape jasmine），又名黃梔子、山黃梔、黃枝。常綠灌木，葉對生，花白色，果實長橢圓形黃紅色。

茶花、石榴、栗子等果實，在成熟時會開口，但是，梔子的果實成熟後不會開口。生長在溫暖之地的山野中，

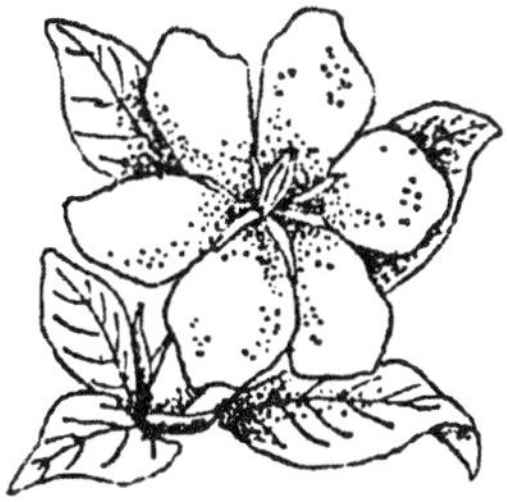

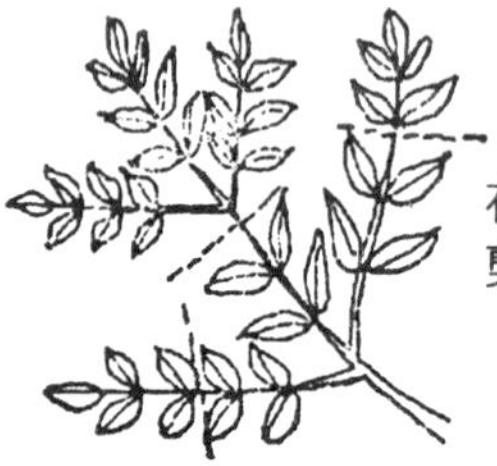
在6、7月間剪枝。

近來，大部份被當作庭木栽植。

夏天開六瓣白花，香氣濃郁；冬天會結黃色、紅色的變形果實，自古以來，即被用來染布。

【藥　效】

不在花上，而在果實中。

對於喝酒過多引起的肝臟疲勞、頭疼有治療作用；此外，對腰痛、口腔炎、失眠、扭傷亦有效。

【利用法】

初冬時，採集成就的果實，把下部的蒂取掉，以陽光曝曬使其乾燥。若乾燥程度不夠，就會發霉，減少藥效。

取乾燥的果實約五公克，用二杯的水煎煮，一天分三次、餐前服用，可治頭痛、腰痛和精神不濟。

用煎汁漱口，可治療口腔炎或喉嚨痛。取果實十公克，製成的煎汁可治療失眠症。擦傷、扭傷時，把乾燥的粉末加少量的麵粉、水，貼在患部，就可以減輕疼痛、發腫。

此外，果實用錫箔包好，用平底鍋烘培，服用半匙可去痰、止咳。

【食　用】

以果實的煎汁和米一起煮，即成為梔子飯，花瓣煮過後可當醋拌菜、亦可作湯的材料，或當沙拉配色。

【栽　培】

用插枝方式較容易著根，但最好買苗木種植。會開重瓣花的梔子不會結果實，一定要選購單瓣的梔子。葉是青蟲最愛吃的食物，在六、七月間要灑除蟲劑；如果枝過度伸展，在七月前修剪。

楸——乾燥的樹皮對胃潰瘍有預防作用

楸（Mallotus japonicus Muell. Arg），又名野桐、野梧桐。自古以來，即

代替槲葉來包食品。

初春之時，會長出紅色的芽，芽在成長為葉的時候，仍殘留部份紅色。別名「菜盛葉」，其葉可用來包飯。

除了寒帶以外，任何地方均可自生，為半落葉性小喬木，成長後高度可超過十公尺。

葉有毛，前端尖、呈菱狀蛋形，夏天開花後，葉的紅色就會消失。

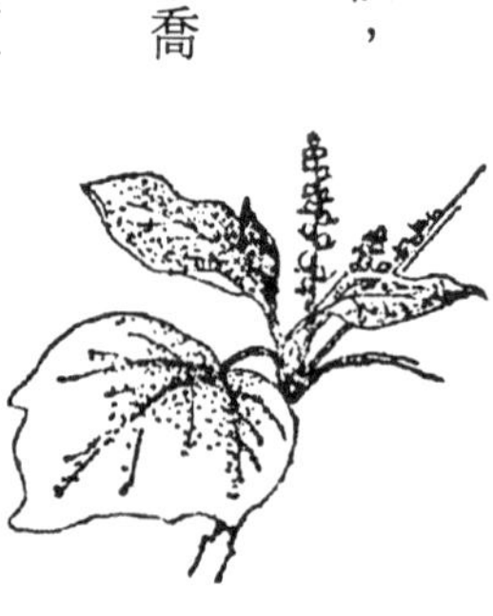

【藥　效】

樹皮具藥效，含丹寧成分，有苦味，對預防痔、膀胱炎、胃潰瘍有效。

葉自古以來就和蕺草一樣，對治療腫瘤、乳腺炎、蚊蟲叮咬有效。

樹葉和樹皮混合，據說治療膽結石有效。

【利用法】

五～八月間採集樹葉，八月採取樹皮，採下切細後，置於陽光下曝曬使其乾燥。

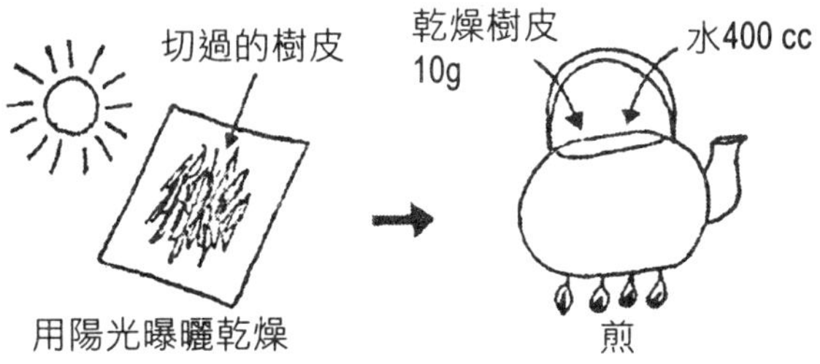

取乾燥的樹皮大約十公克，用四百ｃｃ的水煎煮服用，此為一個月份的用量，可以預防胃潰瘍、治療腫瘤、痔瘡。

此外，對胃酸過多、十二指腸潰瘍也有效。將樹皮烤焦弄碎，加米酒或其他酒服食，可治療痔。

取乾燥葉十五公克，用四百ｃｃ的水煎煮，用溫濕布沾煎汁敷在患部，可治療腫瘤。

把葉煎汁的濃縮液當作溫濕布劑來使用，可以治乳腺炎；將生葉搗碎，直接貼在患部，可化膿、治腫瘤。取樹皮五公克、葉十公克，混合後用六百ｃｃ的水煎成半量服用，可治膽結石。

【食　用】

採集初春至初夏間的新芽，充分煮過之後，沖冷水，可去澀味。可當涼拌菜食用。

【採　取】

在雜木林或河川邊、日照良好之地，經常可見。

秦椒——有刺激大腦、增進食慾的作用

秦椒（Zanthoxylum armatun DC），芸香科，高達三公尺。分布於巴基斯坦、日本、菲律賓、台灣等地。

果實成熟時，種籽會蹦跳而出。果實可當作香辛料。

自生於各地山野，不過近來家庭中已有栽培。為落葉灌木。葉互生，為奇數羽狀複葉，小葉三～七枚，根部銳利為其特徵。

在初春時長出新芽，五、六月之間會結黃綠色的五瓣花；夏天結實，會在秋天蹦出種籽。

【藥　效】

把葉搓揉，就有獨特的香味和辣味，這種成分會刺激大腦，可以增進食慾，亦可當健胃劑使用。果實對消除疲

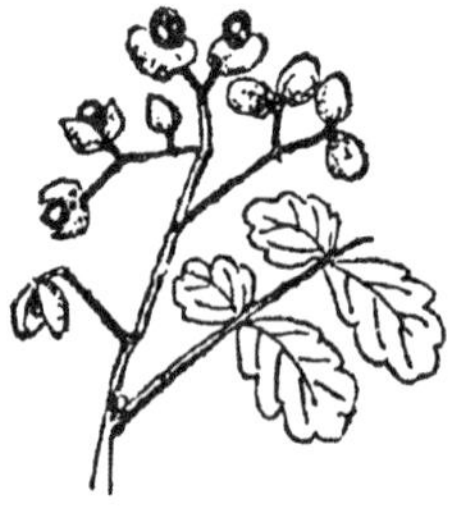

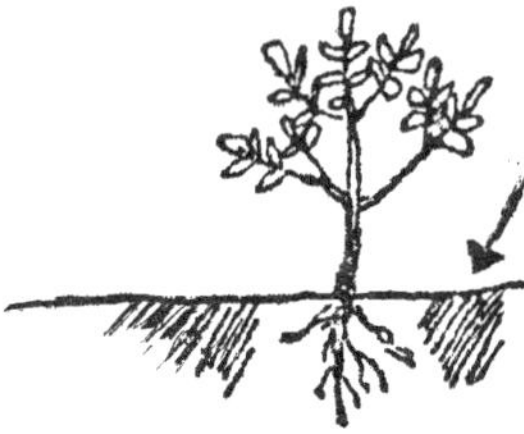

勞、治療香港腳、牙疼、中暑、睡覺出汗等症狀有效。

【利用法】

直接吃葉子，或將二公克的果實、用二杯水煎煮，每天服用，可治療胃下垂、胃腸衰弱；也可用來治療中暑。

取果實約五公克，以三杯水煎服，可治睡覺時出汗、無月經、水腫等症狀。

【食用法】

初春的芽稱為「秦椒芽」，可用來當涼拌菜，利用價值大。

稍微長大的葉，如用刀切，其香味和嫩葉相同，可一直利用到秋天。尚未完全成熟的果實，叫做「青秦椒」，可當做食品。

【其他的利用法】

把果實或葉放在拌鹽的米糠中，有防腐作用，可以長時間保存。將果皮搗碎、放入河中，會使香魚麻痺浮起，可用來捕魚。

【栽　培】

根和牛蒡根類似。因鬚根少，移植到庭園中，枯死的可能性很大；在冬天結束前播種，慢慢栽培為最好的方法。如充分施肥就會成長，害蟲容易附在葉上，要經常檢查。

第三章　能在陽台採集的花草藥

在近來的都市生活中，想在公寓的院子裏欣賞花草相當不容易，所以，近年來利用花盆栽花，或用其他容器植草的比例激增。

事實上，在院子角落或日陰處的花草，已漸漸被人遺忘，這些微不足道的花草，其實含有足以讓醫師們大為驚訝的藥效成分。

生吃嫩葉，或者煮過以後再吃、或是煎服嫩葉的汁，對小擦傷——肝臟障礙等疾病都有藥效，而且如果正確遵守用法和用量的話，就不會有西藥的副作用。

所以，栽培這種植物，除了能夠欣賞，同時也有益健康。

至於哪一種草、花具有哪一種藥效，怎樣使用才有效，下列將一一具體介紹——

這章要介紹的有牽牛花、桔梗、龍膽、虎耳草、延命菊等二十種知名度高的花草。

蘆薈——有殺菌作用，是民間有名的藥草

蘆薈（Aloe vera L. var. Chinensis Berger），百合科，適合家庭栽培，藥效廣。原產地在熱帶非洲，為多年生的多肉植物，自古以來，即被當盆栽觀賞用及藥草使用。

葉肉肥厚多肉而且集生，邊緣成鋸齒狀，前端呈刺狀為其特徵。依種類不同而開黃花或紅花。

【藥　效】

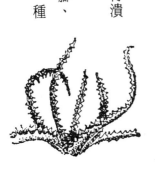

蘆薈的葉肉厚，含有抗瘍素，可做瀉劑使用。對胃潰瘍、十二指腸潰瘍、胃腸病和便秘治療都非常有效。

此外，亦具殺菌作用。可治燙傷、青春痘、香港腳、黑斑、皮膚粗糙、咳嗽、氣喘、宿醉、冷虛症等，是一種萬能藥。

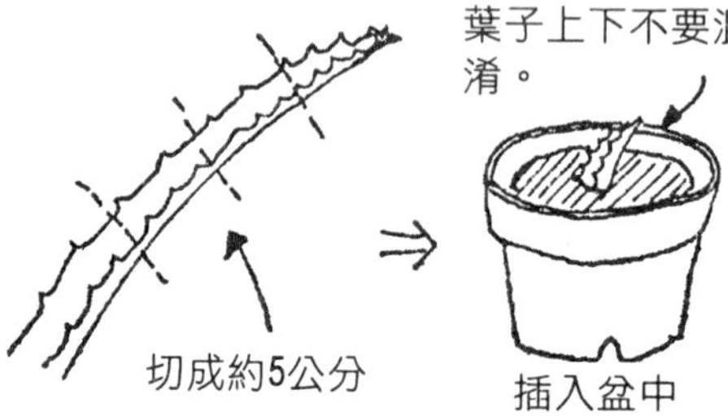

【利用法】

治療便秘或胃腸病時，可把生葉切細直接吃，也可服用葉汁。

將葉肉弄碎、貼在患部，可治療燙傷、青春痘、皮膚龜裂、皮膚炎；對神經痛、風濕痛也極為有效。把少量的葉磨碎後服食，可治咳嗽、氣喘。

因為蘆薈具有瀉劑作用，同時可能引起骨盆內臟器充血，因此，不適合孕婦或生理期婦女食用。

【蘆薈糖】

取蘆薈葉四、五片，除去刺、磨碎，然後用紗布過濾再擠汁，加入一百八十cc麥芽糖，用火慢煮加以濃縮。蘆薈的苦味經過麥芽糖的緩和後，兒童亦可食用。每次食用一小匙，對胸悶、去痰、便秘有效。

【藥用酒】

取蘆薈五百公克，切成適當大小，加一・八公升的酒和一百八十ｃｃ的蜂蜜，保存大約二個月，將葉取出，每天臨睡前服用兩小杯。

【栽　培】

從親株所採的腋芽，或將生葉切成長約五公分，插入排水良好的花盆，都可以繼續生長。

決明——種籽有強壯、利尿作用

決明（**Cassia tora L.**），又名大山土豆，決明子，決明就是「開明」之意，不但可強身，且能增進視力，所以被稱為「決明」。

原產於北美洲，為一年生草本植物。草高約二十公分～一公尺，葉互生，呈偶數羽狀複葉。夏天盛開黃色

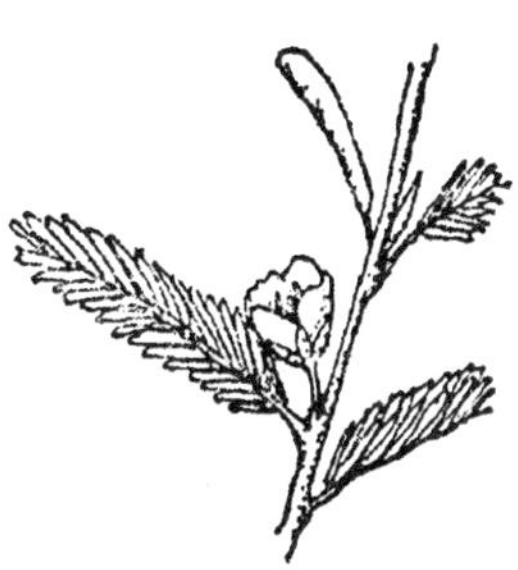

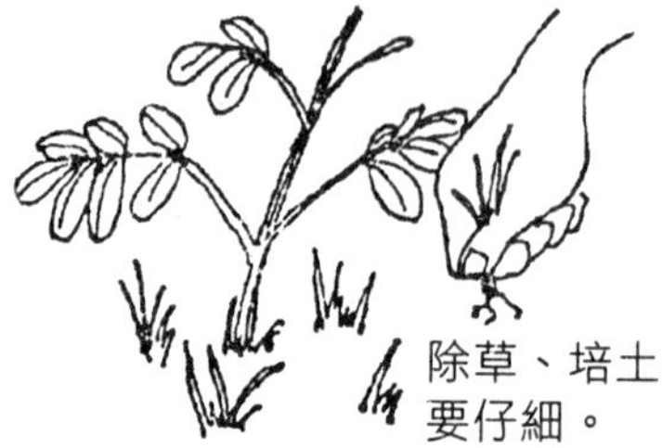

除草、培土的二功要仔細。

的五瓣花，秋天會長出鞘狀果實，內含許多菱形的黃褐色種籽。

河畔生長的「決明子」，有人取回代替茶葉使用。

【藥效】

決明的種籽含有大黃素，對強身、利尿、下瀉極具效果。葉子也有利尿以及利瀉的功用。被中藥界廣泛使用。

山扁豆的全草和決明同屬溫和的下痢劑，對利尿、腳氣病、腎病、黃疸、眼病也具有同樣功效。

【利用法】

約在十月中旬成熟。葉子枯萎時，可連同根、莖、葉一起拔起，置於陽光下曝曬，然後輕輕的拍打取出種籽；把取下的種籽曬乾後即可使用。

取十公克種籽，用五百ｃｃ的水煎煮後，代替茶飲用，具有強壯、利尿的效果。此外，也是一種溫和的下痢劑，無副作用，可安心飲用。葉同樣可以煎服。

山扁豆的花季在夏、秋之際，此時採下全草用水洗淨後切碎、日曬陰乾。取曬乾的全草二十公克，加入五百ｃｃ的水煎煮服用，對腎臟病、腳氣病和胃腸衰弱、腹膜炎極具成效。具有利尿作用。服用煎煮過的草汁，或取來溫敷眼部，對眼病有效。

【栽　培】

前面介紹的決明，在四、五月之時，把種籽播下約一個禮拜，就會發芽。七月中旬，予以間拔，除草、培土、施肥，到了八月就會開花。

在暖和的地方或院子的空地也可以栽培，開花後，如果施肥太多就不會結實，這點要特別注意。

桔梗——止咳良藥

桔梗（Platycodon grandiflorum A. DC.），多年生草本植物。莖高一公尺以上，葉幾無柄，根、莖可食用，花呈淡紫色。

葉互生，初夏到秋天開鐘狀花。根粗大，類似牛蒡，把莖折掉，就會流出白色乳液。

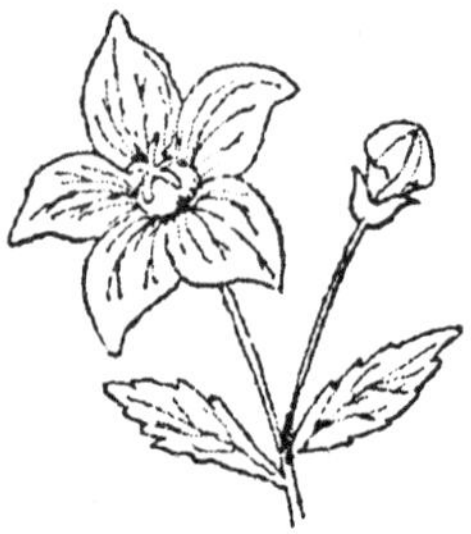

【藥　效】

根含皂草玳配糖體，有止瀉、防止皮膚粗糙的功用。

自古以來，藥效稱著，對化膿、腫瘤和強身有效。亦可幫助消化。

生的莖、葉可治療凍傷、皮膚龜裂和口唇粗糙。

【利用法】

根為藥用部份。因為只利用地上枯死的部份，所以應在冬天進行採集。把

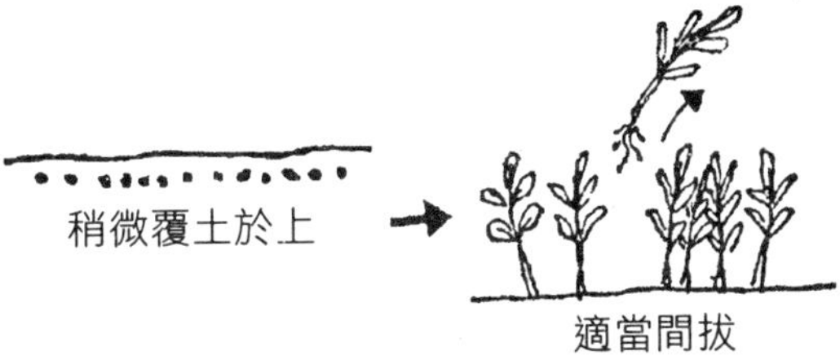

紡錘狀的白色粗根挖起，取掉細根，經陽光曬乾後取用。整個過程中，不用水洗淨為佳。

取根約三公克，加一杯半的水，用小火煎至半量當作一天份，可治氣喘、咳嗽、扁桃腺發炎、腫痛。用煎汁漱口，可止咳、消腫，兼治聲音嘶啞和鼻塞。

嚴重支氣管炎患者，將煎汁一天分三次服用，具有良好的藥效，同時也有強身的功能。藥效強，若服用後有噁心現象，必須停止服用；兒童服用時要把煎汁沖淡三倍以上，再加蜂蜜飲用。把生的莖、葉弄碎，會出現白色乳液，加上蘇油塗在患部，可治療凍傷、痔、皮膚龜裂和口唇粗糙。

【食用】

把莖或嫩葉煮過之後，泡在冷水中；取出後再加芝麻調拌，即可食用。根煮過後泡在水中，隔天可用來煮、炒或醃漬。

【栽　培】

播種前把土深耕，有助於根的成長。三月下旬左右播種，但若播的太深，就不會發芽，所以播種宜在淺一點的地方。發芽後，到某一程度再予以間拔、施液肥。

紅花——花可治療婦科病，種籽能防止動脈硬化

紅花（Larthamus tinctorius L.），又名黃藍、紅藍。

原產於埃及，為一年生草本植物。在印度、中國都有大量的栽培，最近因被當無毒的紅色色素使用，使其價值備受重視。在食品及化妝品方面，有廣泛的用途。

高度約一公尺左右。葉互生，前端尖、呈刺狀，夏天會在枝頭開類似薊的花，花初為黃色，最後變成紅色。

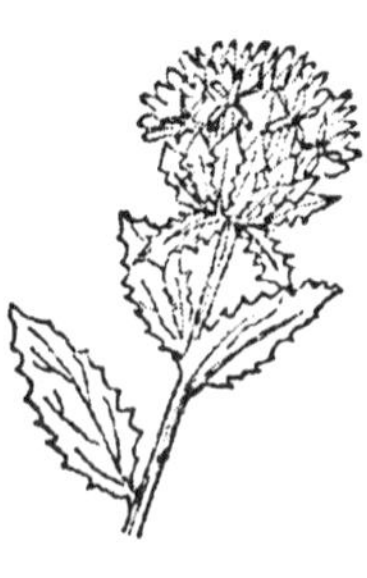

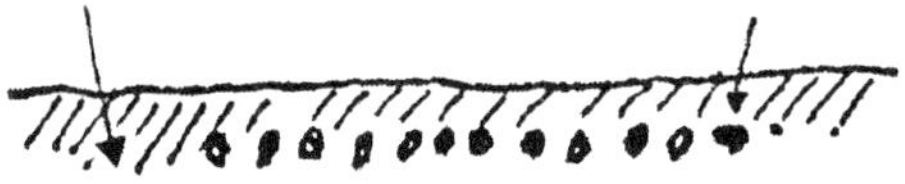
北方春天播種，南方約在9月。
選擇排水良好之地
種籽

【藥　效】

紅花的紅和一般口紅的紅不同，是天然的色彩，沒有害處，不但如此，對促進女性血液循環，大有幫助，亦可調節身體狀況。

紅花本身對產前產後有淨血作用，亦可通經，對婦科病有效。

種籽含有百分之二十至三十的脂肪油，以及百分之七十能減少膽固醇的亞油酸，可預防動脈硬化。

【利用法】

取一公克充分乾燥的紅花，放在碗內，沖入一百ｃｃ的開水一次服用，一天三、四次可淨血、治療月經不順。一次直接服用〇・五至一公克的種籽，或以小火稍微炒後食用，可防止動脈硬化。

色料。

【食　用】

從種籽中能得到紅花油，亦可當沙拉油使用。花中的紅色素，可當天然著色料。

【藥用酒】

取乾燥的紅花五十公克，加入一·八公升的酒，二百公克的砂糖或冰糖，混合後放入保存瓶中，在陰暗處置約三個月就會變成深紅色。把花拿掉，三個月以後就會成甘甜而可口的藥用酒。

因為不具苦味，可以直接喝，或加開水、冰水予以沖淡，亦可加檸檬。若直接飲用，每天二、三小杯為適量。

【栽　培】

選擇排水良好的砂質土壤。在北方為春天播種，南方約九月播種；天氣變冷前，會生本葉，隔一年春天開花，可當作肥料使用。

番紅花——雌蕊有通經、治療頭暈等婦科病的功能

番紅花（Crocus sativa L；saffron crocus），屬鳶尾科，為多年生草本植物，高約十五公分。葉呈長針狀，前端尖，鱗莖為球形。秋天會盛開美麗的淡紫色花朵，花有香味。

雄蕊有三株，雌蕊呈深紅色；花的外表，上方可分為三部分，雌蕊的柱頂和花柱非常的香，用舌頭去舔有苦味，舌會變成黃色。

【藥　效】

雌蕊的柱頭和花柱具有藥效，含類葉紅素、苦味配糖體和精油。

在古希臘和埃及時代，就被當作感冒藥使用。

具香味，有強身作用，對生理不順、頭痛、健胃等婦科病有效。常用於婦科，但因具促進子宮機能的作用，

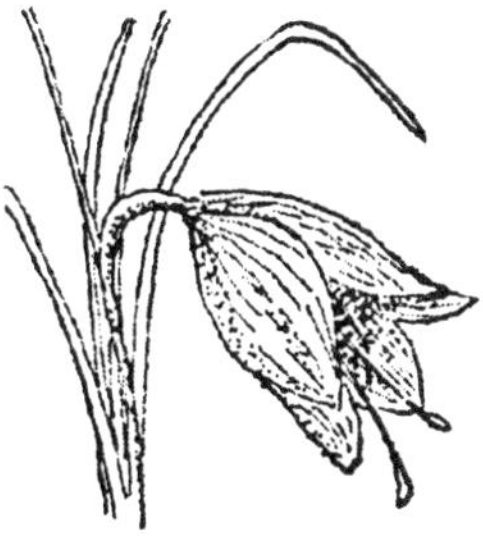

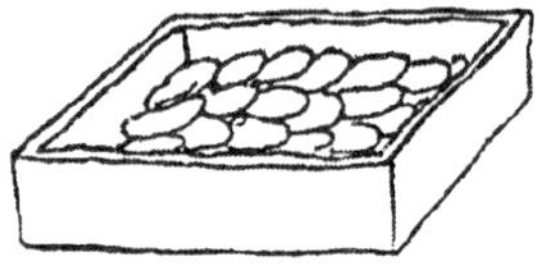

緊放在淺箱中排列

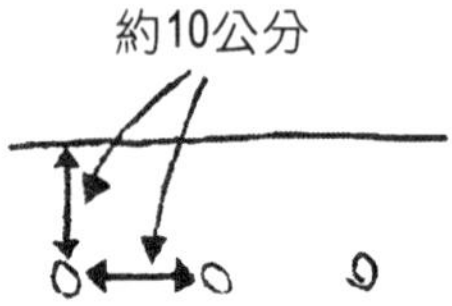

開花後埋入土中

易使孕婦流產，所以孕婦不能服用。

【利用法】

十月下旬到十一月中旬開花。一清早把花摘下，拔掉雌蕊，置於稍暗之地使其乾燥。也可用攝氏四十到十五度的低溫使其乾燥。

取約十株乾燥的雌蕊，放入咖啡杯中；沖入攝氏一百度的開水，此時，水會變黃色，將這液體一天分三次服用。近來雌蕊的數量日減，所以要好好的利用。

乾燥雌蕊的保存方法：把雌蕊放在陽光或其他光線不會進入的瓶子內，最好使用褐色的廣口瓶。

【食　用】

米飯中加入雌蕊攪拌，可用來當作炒飯。

【栽　培】

最好選擇排水良好的砂質土。大約在九月中旬時，把鱗莖種在深約十公分的土中，到了十月下旬、或十一月中旬就會開花。

此外，把鱗莖緊密的放在木箱之內，若將木箱置於室內亦能開花。這種不用水、土、肥料的簡單方法，對怕麻煩的人來說，不啻為一大福音。

採集雌蕊後，把它埋入約十公分深度的土中，如施用豆餅等肥料的話，鱗莖會很肥大。翌年五月，等葉枯後把鱗莖挖出，放在通風良好的日陰處，儲藏到秋天。

牽牛花——可治便秘。早上服用，中午會覺得全身舒暢

牽牛花（Ipomoes nil (L.) Roth），夏天象徵性花草之一，原產於中國，為藥用植物。為一年生蔓性植物，葉互生，具長葉柄。

【藥　效】

種籽具有強烈瀉劑效果，亦可治療便秘。種籽在中

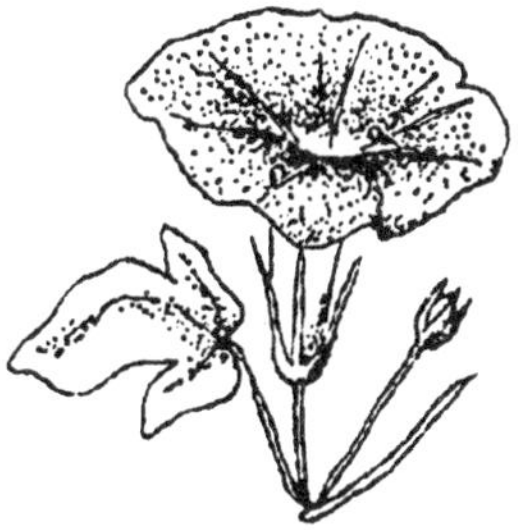

藥稱為「牽牛子」，種類有黑色的黑牽牛子和白色的白牽牛子兩種。據說黑牽牛子比較適合作藥物，但論及藥效，二者相同。

此外，種籽對急性關節炎、痔、腳氣病、凍傷等也能發揮效力。葉子可減輕被毒蟲咬傷引起的疼痛。

【作　法】

種籽含多量脂肪，即使煎服也產生不了效果。自古以來，皆把充分乾燥的種籽做成粉末服用。牽牛花一旦結成球狀果實，莖或葉很快就枯死；東方破曉時，趕快收集其蔓是一大要訣。如果在大白天收取的話，因為乾燥，果實容易裂開，會使種籽的收穫量減少。

收集的蔓，要將它攤開、接受日曬，等完全乾燥後，用棍子輕敲果實，收取種籽。太輕或乾癟的種籽要吹掉，只留下有足夠重量的部份，再讓這些種籽繼續乾燥，一直到硬化為止。

【利用法】

把乾燥後的種籽用研缽磨成粉末狀，每次取〇・三公克和水一起服用，可治便秘；但因藥效強，不可服用太多。孕婦和身體衰弱的人不可以亂服用。被蟲叮咬時，把二、三片葉子加鹽用力搓揉，將汁液塗在患部可減輕疼痛。

【栽　培】

因為是蔓生，所以適合種在圍牆的下方。五、六月播種。每次取二、三粒種籽，以適當的間隔播種，院子裏的腐葉，可當作肥料使用。如果想種在盆中，要把種籽浸泡一個晚上，待表皮柔軟後，用銼刀稍微削刮根部（臍）的背側。如此可增加培植的成功率。

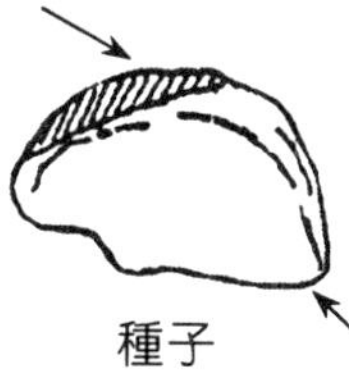

土壤要選擇容易吸收水分者，要勤澆水。

甘草——對胃痙攣等胃病具有緩和作用

甘草（Glycyrrhiza uralensis Fisch），豆科，多年生草本，高一～三公尺。根像牛蒡般粗大，吃後口中留有甜味，所以有「甘草」之稱。有些地方亦稱「甜草」。

莖長一至二公尺，葉互生，呈長橢圓形，前端尖而且細小，為羽狀複葉。全株有細生披覆為其特徵。秋、夏之際，會開類似蝴蝶的淡紫色花。

【藥　效】

主要在根部。是中藥成分中不可或缺的生藥之一，常被當成調味藥使用。

能緩和激烈的疼痛，所以對胃潰瘍等胃病有效。

甘草的主要成分為半人工甘草，對腹膜炎的治療有效。最近被發現可治療愛滋病而大受矚目。

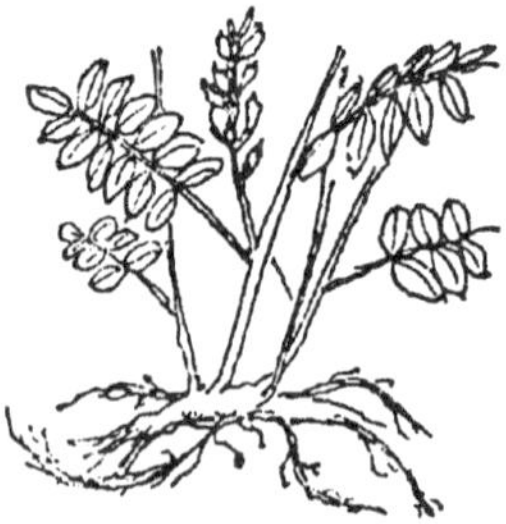

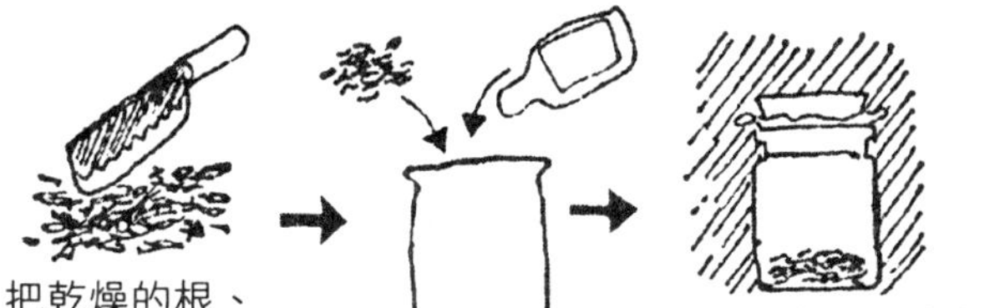
把乾燥的根、莖切碎
放入瓶中，把酒倒入（甘草100g，酒1.8公升）。
置於陰涼地方約2、3個月。

【利用法】

秋天時，其根向地下生長，類似牛蒡，採集後經日照曬乾後使用。

取乾燥的甘草十公克，加三百cc的水煎煮，趁熱服用，可治療胃痙攣，是一種家庭常備良藥。

取甘草根十公克煎煮後，用其煎汁當作漱口藥，能治咳嗽、化痰、聲音嘶啞等症狀。

使用煎煮後的濃縮液洗頭，可使頭髮服貼。

【藥用酒】

把根、莖採下，曬乾後切成數片；取一百公克甘草根，加入一・八公升的酒中，放在陰涼之地約二個月即可完成。甘草本身有甜味，所以不用放砂糖。

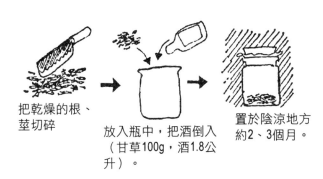

鹹草——可治高血壓、低血壓，對強壯、利尿亦具效果

是一種生命力很強的野草，今天摘下葉子，明天就可發出新的嫩芽。屬繖形科、多年草木植物，大部份生長在海岸暖地，高度約二十公分，有時會超過一公尺。葉子稍厚，深綠色，葉邊緣呈鋸齒狀，夏秋開小白花，氣香味鹹，莖粗大。把莖或葉子割下，會產生黃色汁液為其特徵。有些地區把莖或葉當作食品。

【藥　效】

自古以來即為做草藥，在《本草綱目》等文獻中亦曾介紹過，近來藥效大受注目，已經完全被當作藥草使用。含有豐富的維他命A、B_1、B_6、C、E等，特徵是維他命B_{12}的含量比其他植物更為豐富。

維他命B_{12}有增強造血的作用，亦可調整促進生長的

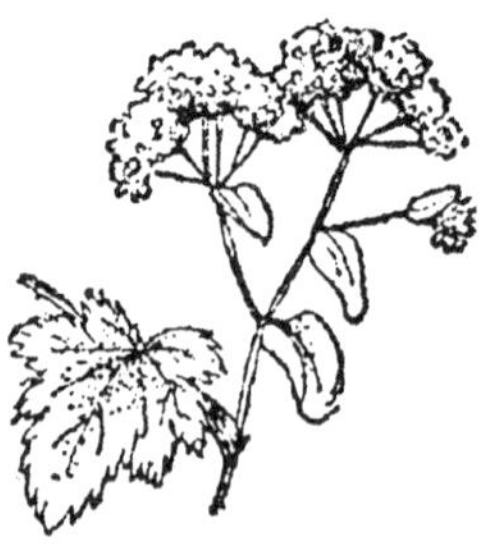

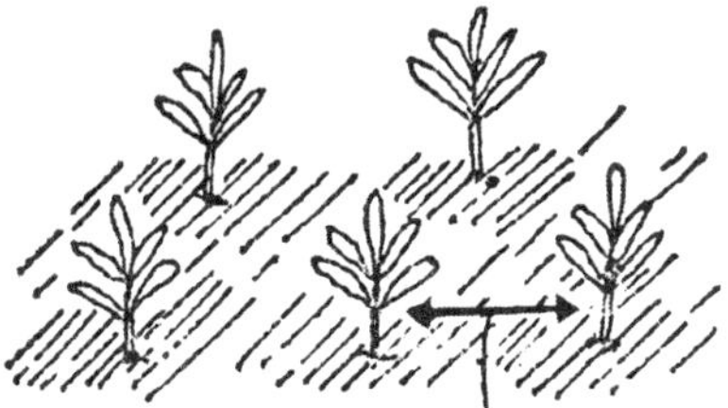

荷爾蒙機能，對人體而言不可或缺。可治療高血壓、低血壓、動脈便化、頭痛、肩膀僵硬、貧血等症狀，亦可強精、利尿。

由於蘊含大量葉綠素，據說可增進健康及去除更年期障礙，能使生物更具活力。含鍺，可治各種疑難雜症。

【食　用】

莖、葉燙過之後，可當汆燙菜吃，葉子可做天婦羅，味道清爽可口。把葉子燙後，浸泡在冷水中，可除去澀味，用來當沙拉或主菜都非常美味。

【藥酒用】

將鹹草根洗淨，在日陰處曬約一個星期，然後浸泡在酒中，貯存二、三個月後即成「鹹草酒」，每天睡覺之前服用一小杯，對增強體力、消除疲勞特別有效。

【栽培】

選擇樹蔭處、通風良好之地。事先先耘土，種苗後，以雞糞或豆餅作為肥料；苗與苗之間要保持適當的距離。四、五月是種籽栽培最好的時機，播種最好在半日陰的地方。上面鋪層稻草或報紙，不要用土覆蓋。發芽後要勤澆水，不可讓它太乾燥。

虎耳草——可治療幼兒抽筋、解熱

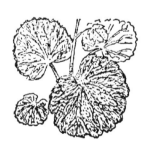

虎耳草（Saxifraga stonifera Meerb ; strawberry geranium），除了寒帶外，分布在全國濕氣多的岩石上、或院子的陰涼處，為自生的多年生草本植物。

莖為紫紅色，匍匐在地上向四方延伸，莖前端會長出新芽；葉子腎臟形，有鋸齒，具長柄，有紅、

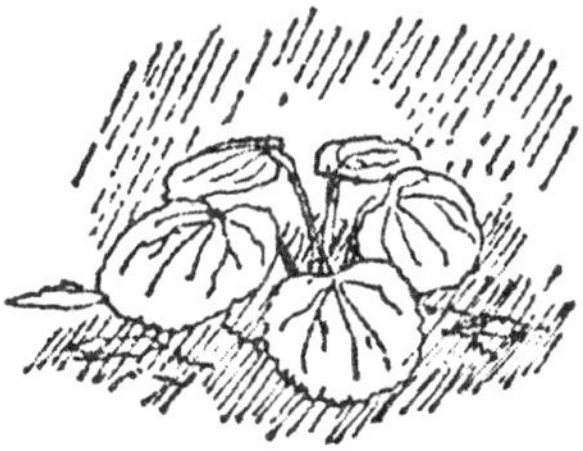

種植在水分多的半陰處。

綠兩種顏色，上有粗毛為其特徵。在五、六月會開白色、不整齊的五瓣花，葉的形狀和虎耳相似，所以稱為「虎耳草」。

【藥　效】

生葉除了含有類黃鹼素的成分外，還含有硝酸鉀、氯化鉀等成分，這些成分會分解異常蛋白，可發揮強力的藥效。

自古以來即為民間萬能的草藥，對兒童抽筋、解熱、腫瘤、燙傷、腫瘍、凍傷、心臟病、腎臟病等症狀均有效。此外，也可用來治療面皰、油漆引起的過敏症、感冒、齒槽膿漏等疾病。

【利用法】

取生葉約十片，用鹽搓揉成汁，服用後對兒童抽筋、激烈咳嗽等症狀有效。幼兒一次服用以三茶匙為適量。

亦可用來處理緊急傷痛。

把生葉擠汁塗在患部，可以治面皰或油漆引起的過敏症。生草搓揉後，用牙咬住，可治齒槽漏膿、牙痛等病。取十枚的葉，加入二、三杯水煎煮，一天分三次食用有發汗作用。新鮮嫩葉沾著裹衣，可退燒，也能當油炸食品。

【栽　培】

因為生長在濕氣重的半陰地，去殼之後可採集；隨時都能移植，種在一天有二、三小時日照之地為佳。亦可種植在有充分日照及水分之地。

馬齒莧——有黏性，具強壯作用

馬齒莧（Portulaca oleracea Linn ; common purslane），又名豬名乳、豚耳。

雖然這種事，在今日發生的可能性微小，但萬一被馬

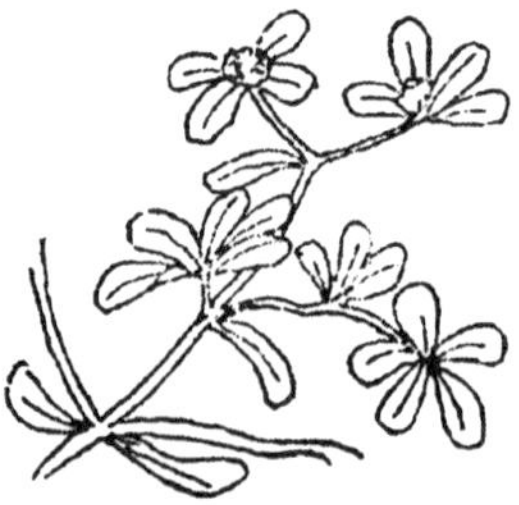

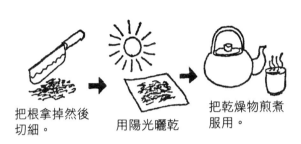

咬傷，塗上其汁，就可痊癒，所以被稱為「馬齒莧」。

生長在路邊或田園日照良好的地方，為一年生草本植物。葉對生，無柄，呈長橢圓形，莖葉肉質前端圓、厚，且有光澤。初夏到秋天會在枝端開黃色、小型的五瓣花，果實成熟之後，會溢出黑色的種籽。

【藥　效】

雖然成分不明，但煎過的莖、葉，用來治療肝病、淋病、腎臟病、青春痘或惡性腫瘤極為有效，亦具強身效果。

生的莖、葉可治療痔、疣、頑癬。

【利用法】

在夏末採集。把根去掉，火烤使其乾燥，因莖、葉肉厚且含多量水分，要切細後再用陽光曬乾，不然保存期間容易腐壞，這點要特別注意。

取乾燥的莖、葉約十五公克，加二、三杯的水煎煮服用，可用來治療腎臟病、淋病和腫瘤，對青春痘也有效。此外，亦兼具強身功能。

擠壓生的莖、葉，將汁塗在患部，一天數次，可治頑癬、皮癬、疣、痔瘡等皮膚科疾病。

【食　用】

原本食用比藥用更為普遍。在很早以前，便被當作夏天的山藥使用，但在寒帶，可在夏末採集，經陽光曬乾後，儲存當成冬天的食糧。

七月左右，在開花前採集；全草煮過之後，可除去澀味，用芝麻調拌、或當作汆燙菜、醋拌菜食用，味道鮮美。亦可用來煮、炒，或當味噌湯的材料。採集後會馬上生出新的莖、葉，具有酸味和獨特的黏性為其一大特色。食用太多，會產生口腔麻痺、下痢等症狀，要特別小心。

【栽　培】

自生於全國各地，隨處可發現，拔起來後放兩三天也不會枯死，是生命力很強的一種植物。

淫羊藿——適合精力衰退、健忘症等老化現象的人使用

淫羊藿（Epimedium grandiflorum C. Morr），櫻花凋謝的季節，也就是淫羊藿開花的季節，在丘陵地、雜木林或山野中，可發現其白色或淡紫色的花。

屬小蘗科，為多年生草本植物，具地下根莖，莖叢生，高度約十五～二十五公分，從一支莖分出三枝，在枝端結三片葉，所以也叫「三枝九葉草」。葉呈心臟形或蛋形，前端尖、邊緣呈鋸齒狀為其特徵，全草叫「淫羊藿」，可強身。

【藥　效】

莖、葉均含有黃酮醇配糖體，對精力減退、健忘症、精神衰弱、老化現象有效。非常適合工作忙碌的中年上班族。

古老的中國曾傳說：吃了「淫羊藿」的牡羊可抵

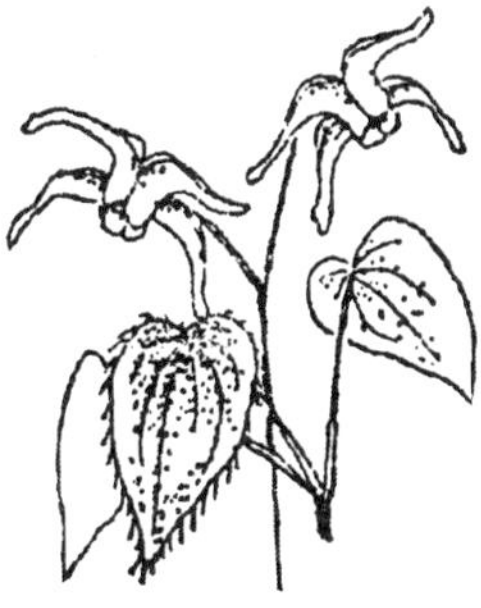

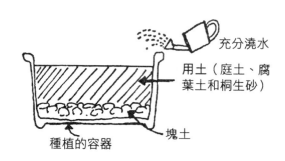

擋一百隻牝羊，這種說法似乎略嫌誇張，不要抱太大期望。

對不孕症、歇斯底里等女性特有疾病可發揮強效。根、莖所泡的酒可治低血壓、失眠、食慾不振。根具有健胃、強身的效果。

【利用法】

將一株全草，加二杯水慢慢地煎煮，一天分三次服用，對補精、改善健忘症極具效果。根、莖、葉經陽光曝曬乾燥後，研磨成粉食用，效果和前者相同。初夏時服用「淫羊藿」，可產生最大效果。

「淫羊藥酒」對胃腸衰弱的人極具效果，將五十公克的莖、葉，浸泡在一・八公升的酒中即可完成。若當成餐前酒，一次服用一、二小杯。

【栽　培】

花的顏色有兩種，可在附近的園藝店或花店，依據自己所喜愛的購買根、莖，避免種植在日照強烈之地。選擇半陰處栽種，生命力強，秋天栽培存活力大。把一株挖出分根，就會自然繁殖，在陽台種植時，容器底部可鋪塊土、上面覆以院土、腐葉土和桐生砂的用土。

值得注意的是要充分澆水。發芽後要施非常淡的液肥，開花後，則施普通的的液肥。

延命菊——可治胃腸病、強化肝機能

延命菊（**Bellis pevennis L.**），又名雛菊、西門肺草，原產在伊朗、蘇俄高加索地區，為多年生草本植物，根莖短，葉由根際長出，鋸齒緣。近來其藥效逐漸被發現，在歐美被認為是奇蹟之草。

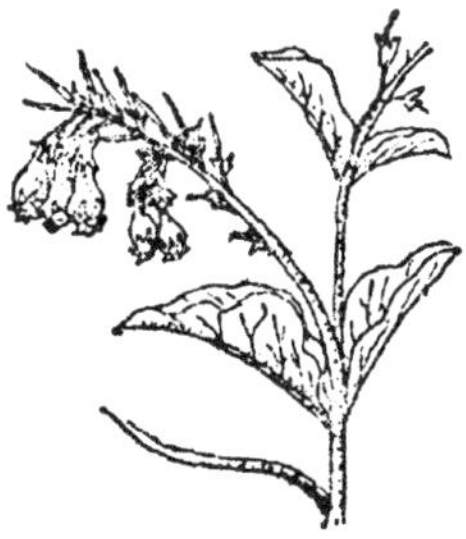

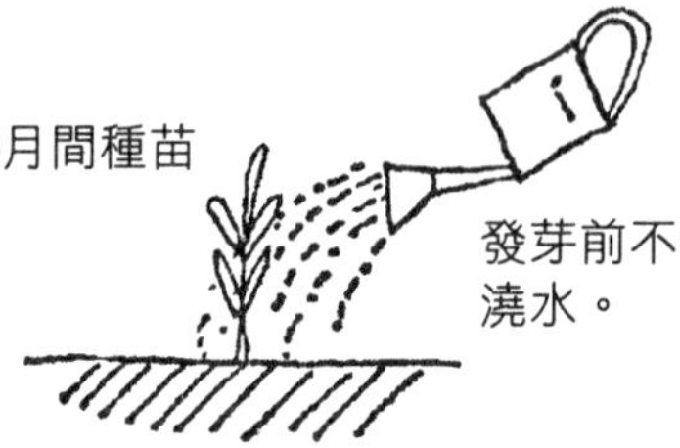

【藥　效】

雖然還有很多成分不明，但現在已被證明含有維他命B_1、B_2、C、E、鈣、鐵等營養成分，也可能包含有機鍺。

一般蔬菜不含鍺及維他命B_{12}，而延命菊此二者含量豐富為其特徵。

維他命B_{12}對惡性貧血有抗阻作用，所以可治療貧血、慢性胃腸病和肝機能衰弱等症狀。

有機鍺能攜氧供應至全身，經過氧的作用提高營養的吸收，對消除疲勞極具成效。

【利用法】

從初夏到盛夏之間，採嫩葉用果汁機打汁，一天飲用一杯，加蜂蜜可使容易入口。

【食　用】

把嫩葉用火炒或做成油炸食品都可以。

將嫩葉用水洗淨，放在沸騰的蒸籠中約三、四分鐘，取出後切細，利用陽光充分曬乾。替代茶使用，亦可產生藥效。

【栽　培】

可在花店買苗，約於四、五月間種植，經過兩個星期後才會發芽，中間要經常澆水。

六月會開白色或淡紅色的花，可當作欣賞用。

絞股藍——含有皂草玳成分，是一種和高麗蔘相同的萬能藥

絞股藍（Gynostemma pentaphyllum (Thunb.) Mak），又名七葉膽、金絲五爪龍。

屬葫蘆科，多年生蔓草植物，莖細長，有稜，捲鬚先端二裂或不分裂。複葉，互生，邊緣有淺波狀小齒。漿果球形，成熟時黑色，帶甜味。

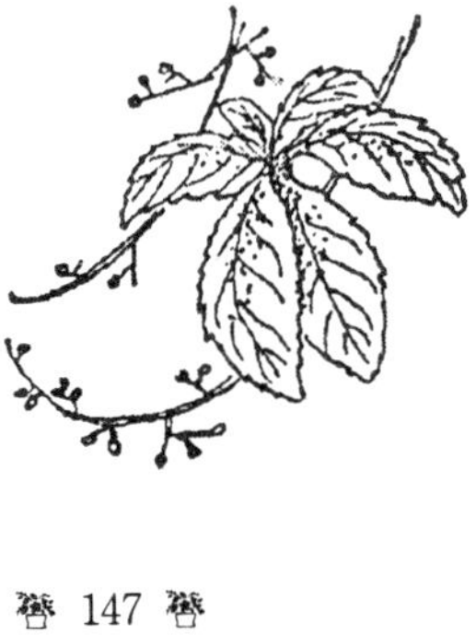

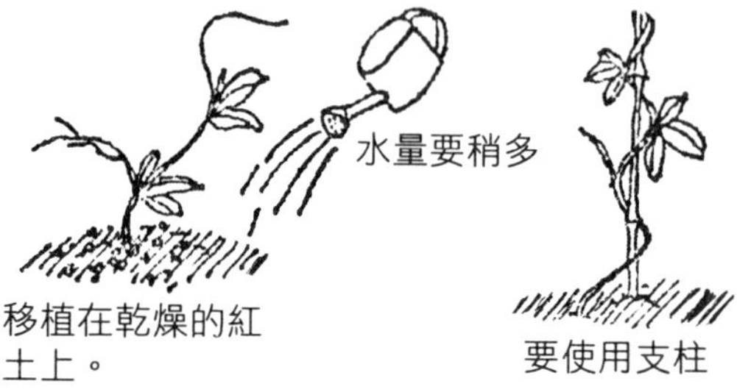

隨處可見的自生植物，直到最近藥效才大受注目。含鍺量豐富，據說對各種疾病都很有效。

【藥　效】

同時包含五十種以上的皂草玳，對肉體、精神都有增強的作用。

所謂的鍺或皂草玳，可說是中藥之王，絞股藍的療效也因之而大受矚目。

藥效很廣，可治胃腸病、胃潰瘍、十二指腸潰瘍、便秘、肩膀僵硬、冷虛症、氣喘、腰痛、糖尿病、風濕病、神經痛、高血壓和低血壓等等症狀。

皂草玳的成分可讓細胞回春，會從體內排出毒素，因為有這種功能，所以對各種病痛都可發揮藥效。

【利用法】

秋天採取莖、葉、蔓，用水泡過後，以陽光稍微曝曬乾燥、再切成適當大小；最後再利用陽光使其完全乾燥。

把這種乾燥品如同喝茶一般，每天服用，可發揮異想不到的效果。乾燥的莖、葉作成粉末，和水一起服用，效果和前者相同。

味甜、容易服食、無副作用，能長期服用者，對促進身體健康有很大的幫助。

【栽　培】

在六月梅雨季節以前移植到院中，生命力強，會立刻向各方延伸而長出新芽。不適合種在如黑土般堅硬的土壤，要選擇如乾燥粉末般的紅土來栽培。

移植時，宜多澆水，自然會生長的茂盛，記得要用細的支柱使蔓能輕易纏住。

苦苣苔——能代替茶葉飲用，對胃炎或胃潰瘍非常有效

若苣苔（Conandron ramondioides Sieb. et Zucc），多年生草本，根莖短。葉根生，倒蛋形，葉柄成翅狀，不規則鋸齒緣。

在一般中藥店就可買到。生長在山間的傾斜地、河流、瀑布旁。葉的形狀和香煙葉類似。

冬天時，會被黑褐色的鱗片所包圍，並且開出兩片很大的葉子。八月間會生出細小的花莖，在前端會開出細小的星狀花。花的顏色主要是紫色，偶爾也有白色或粉紅色。花本身有時會產生令人討厭的味道為其特徵。

【藥　效】

因為莖、葉有苦味可做為胃藥而受到重視。

【利用法】

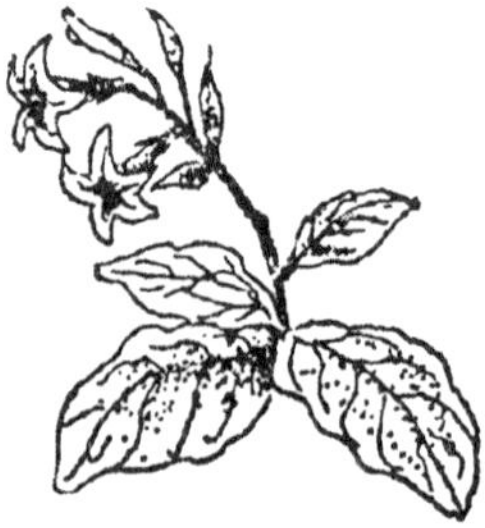

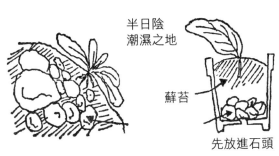

在夏季，把葉摘下弄碎，然後利用日照予以陰乾。

將曬乾的苦苣苔放在茶壺中，沖熱開水飲用，可治療胃炎及胃潰瘍。

一天約四、五次，代替茶水飲用，即會慢慢發現效果。

【食用法】

春天會長出嫩芽，可直接食用或油炸來吃。由於本身具有苦味，若經由適當的烹調處理，可成一道珍品。油炸後，為下酒良伴。

【栽　培】

繁殖力弱，栽培較為困難。

如果想栽培，需選擇半天日照，半天日陰且潮濕的地方。

將大小石頭堆積起來，石縫中填塞泥土，把從河畔採集回來的整株苦苣苔植入，就可生根成長。

也可以在院中選擇潮濕之地，把泥土隆起大約一公尺高，弄成傾斜面，再把苦苣苔植入。

如果想用花盆栽培，在春天剛發嫩芽時就得採集。選擇較濕的盆缽，下面放石頭、上面鋪滿蘚苔，把連根的苦苣苔種在蘚苔中。

切記避免陽光直接照射，勤澆水，則可長成。

增植——等花開完時，依照前面方法種入花盆中。

黃精——是女性冷感的特效藥，亦可防止脫毛

黃精（Polygonatum sibiricum Redouté），自生於含有濕氣的丘陵地和原野上，為多年生草本植物，屬百合科。形狀和萎香類似，一株一枝、不分歧。

每年頂生一莖，高約一公尺以上，葉輪生，稍大、大多數

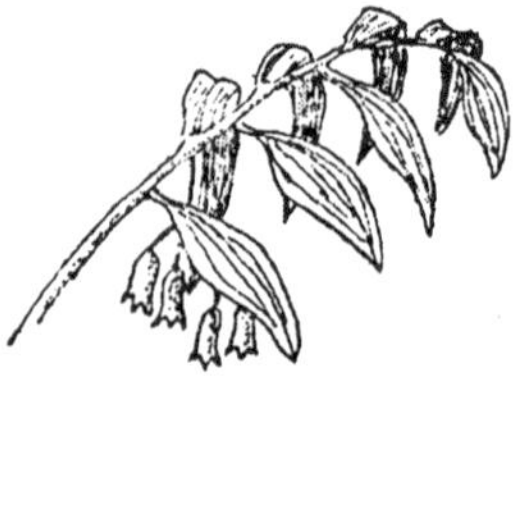

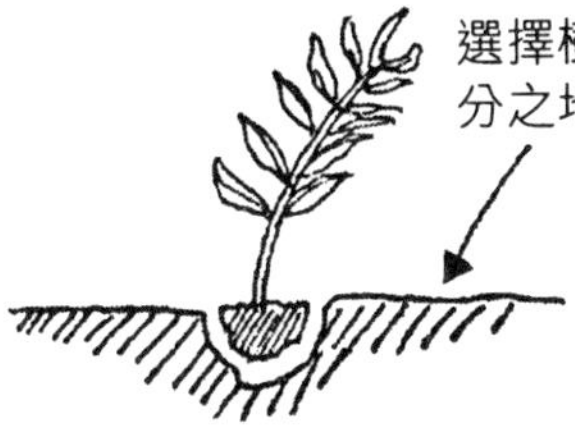

沒有柄，成兩列互生，披針形；前端尖、細，背面稍有光澤為其特徵。

初夏時，會盛開綠白色的鐘狀小花，秋天長出綠色球狀的腋果。

根莖像瘤狀的節，一年增加一個；瘤約三、四公分大。

【藥　效】

成分不明，但根、莖部份營養價值高。黃精的根莖乾燥後，和藥用人蔘有同樣的藥效，且有強身、促進血液循環、防止脫毛等作用。

同時也具催瀉效用，可增強精力，對女性冷感亦具有療效。

【利用法】

在秋天百花凋謝之時，進行根、莖的採集工作。採收之後，以陽光充分曬乾，取約十公克，加四百ｃｃ的水煎煮，一天服用二次，就可達強身的效用。

【食　用】

生的根、莖可用來煮或炒，營養價值高，能增強體力。

初春時會長出新芽，可用小刀或鏟自土中挖取、切下，煮過後用冷水沖，可除去澀味；可作為氽燙菜或調拌菜、炒菜；要等開花才能摘下。亦可當醋拌菜。

【藥用酒】

取根、莖約一百公克，加一・八公升的酒和二百公克冰糖，置於陰暗處保存約二、三個月後，用紗布過濾。每天睡前服用二小杯，把根、葉拿出。也可當酒喝。

這種黃精酒對治療男性精力減退，以及女性冷感症有特效。

【栽　培】

在秋天時，把根分株種在樹蔭下有水分的清涼地方，三、四年後才開花，開花後可將根部分株增植。

卷丹——可治療夜間咳嗽

卷丹（Lilium lancifolium Thunb），百合科，自古就作為藥用植物，深受重視。夏天會盛開大朵的、深紅色的六瓣花。

自生於陽光充足的原野、草原、河畔、路邊等地，多年生草本植物。莖高度為一至一．五公尺，葉互生，披針形，地下的鱗莖呈扁平球形，直徑可達到五公分。莖、葉部份，會長出褐色的零餘子，葉上的零餘子，可用來繁殖。

【藥　效】

挖掘出的鱗莖，煎服後可止咳。尤其是夜間咳嗽，常妨礙睡眠，使人相當苦惱，可用卷丹來治療。鱗莖自古以來，即被視為良質的澱粉植物，也可作為滋養強壯劑。

【利用法】

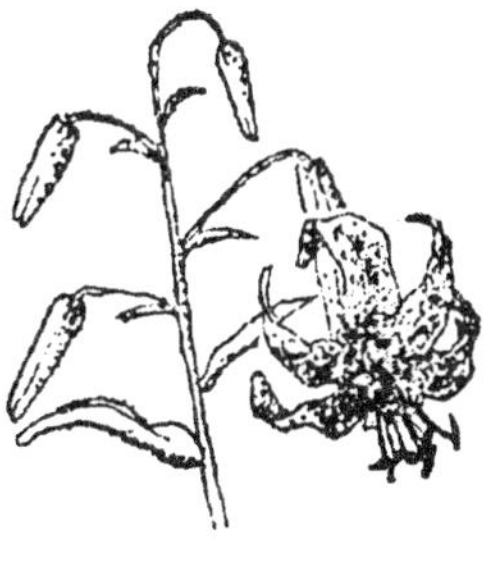

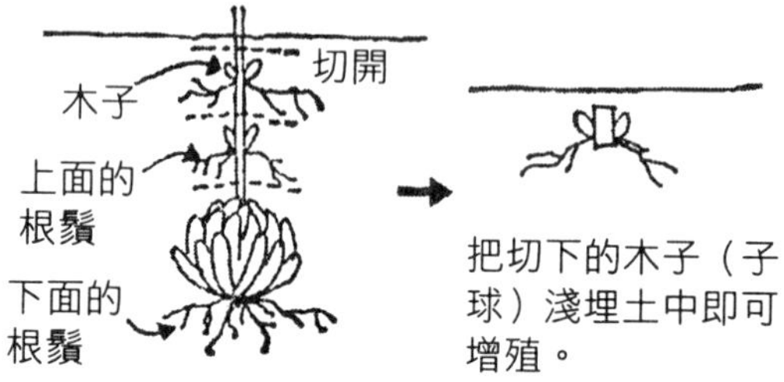

將鱗莖一片片剝下，利用陽光充分曬乾，取二、三片，加一杯水（約一百八十ｃｃ）煎煮服用，可治療咳嗽，藥效其佳。自古以來，即有「良藥苦口」的譬喻，卷丹的煮汁稍帶甜味，似乎可推翻這種說法。

新鮮的鱗莖，可用來紅燒、油炸、炒食、煎蛋，並可當作味噌湯的材料。

花蕊可以做醋拌菜。根莖放在豆腐渣中，花蕊用鹽漬，均可久存。

【栽　培】

選擇地面不會過於乾燥、排水良好的地方種植。埋入約鱗莖大小三倍以上深度的土中，發根容易。要點為選擇附著很多鬚根，尚未乾燥的鱗莖種植。

肥料可使用混合肥料，若給予過多的磷酸份，鱗莖就會長的肥大，只要將零餘子，或地下生長的木子（子球），淺淺埋入土中即可增殖。

如果使用盆缽栽培，選擇七號或八號的盆缽，將鱗莖植入至盆缽一半的深度。冬季要預防乾燥。

薏仁——果實可治各種病，亦有美容養顏的功效

薏仁（Coix lacryma-jobi L.；Jobś tears），禾本科。薏仁即是薏苡實中的仁。

薏仁通常不野生，在日本、越南以及若干東南亞國家，均採人工栽培，為多年生草本植物。

莖可長約一至五公尺，葉互生細長，前端尖。初夏到秋天會結穗和果實，苞為鐘狀，呈褐色，且為橢圓形。

和自生於河邊的川穀類似，但川穀的果實堅硬、呈灰白色，薏仁為褐色、用手指一壓即破；兩者很容易區

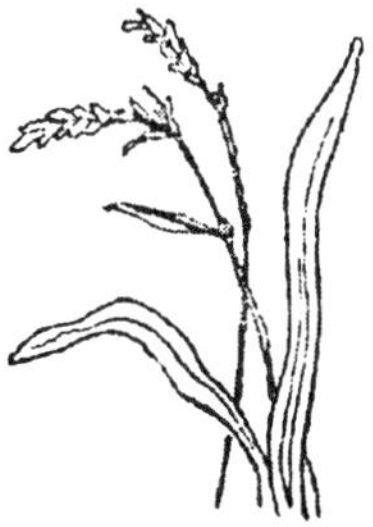

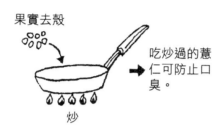

別。

【藥　效】

和米一樣，均屬禾本科植物。果實中，脂肪和蛋白質的含量比米還多。屬良質澱粉質，以前為日本忍者必帶的食物。

果實中含有某種成份，可將廢物排出體外，對促進血液循環、淨化、自然消除口臭、面皰、狐臭、皮膚粗糙等疾病，相當有效。對美容養顏的效果也很大。

果實對利尿、消炎、治療頭痛、神經痛、風濕痛、腫瘤等疾病，均有強大的藥效。

亦俱通經作用，可治牙痛、腹痛。

【利用法】

九月下旬，從距離地上約三公分的地方、將成熟的果實割下，在田園直接曬乾，二、三天後就會脫殼。

脫穀之後，再充分曬乾；用臼磨去除外殼，取二十公克，加二百ｃｃ的水煎煮服用，可防止面皰、皮膚粗糙，具美容效果；亦可治療神經痛、風濕痛和糖尿病。

把去殼的薏仁果實，用平底鍋炒後直接食用，可防止口臭。

取乾燥的莖二十公克，加二百ｃｃ的水煎煮服用，可通經、治牙痛。

【食　用】

把外殼去掉，果實放在果汁機中，再加入少量的水打汁；或放在耐熱鍋或琺瑯鍋中，加入八百ｃｃ的水，用小火慢煮，可作薏仁湯食用。

萎蕤——根部的營養價值高，對消除疲勞有特別的效果

萎蕤（Polygonatum cyrtonema Hua），又名玉竹。需要種植在日照良好的丘陵地。屬野生的百合科，為多年生草本植物。

根莖橫走，節處出鬚根。莖斜立，高約三十～七十公分，葉互生和百合相

似，但比百合大，在五、六月時呈垂落狀。花為黃綠色、筒狀，朝下開放是它的特徵。七、八月間會結長約七、八公分的青黑色小球型果實。

地下莖如竹根一樣，粗又長，且向側方生長；部分有節。

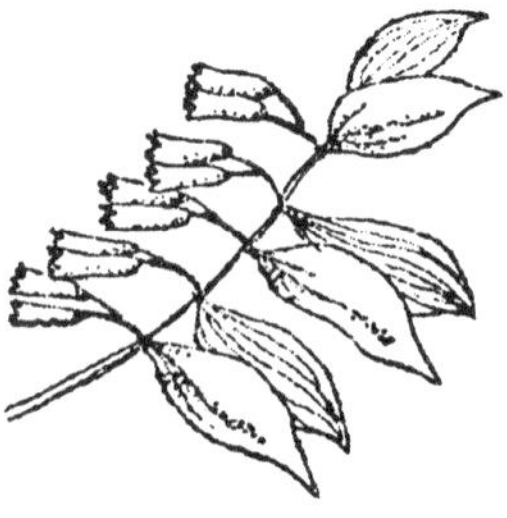

【藥　效】

乾燥的地下莖，煎服後對強身、強精、消除疲勞、消除皮膚黑斑、防止睡覺前出汗都非常有效。生的根、莖可治撞傷、腰痛、手腳疼痛；生的根、莖浸泡在酒中，具強精作用。

【利用法】

晚秋期間，採集粗大的地下莖。此時地上部份已經枯死，所以，若在夏季以竹條或其他東西做標誌，可方便此時採集。

因屬肉質、節多；煎服前，要先以水洗淨，蒸過後在日陰處曬乾。將重約十公克的根、莖用三杯水煎成半量，一天服用三次，可消除疲勞，且具滋養、

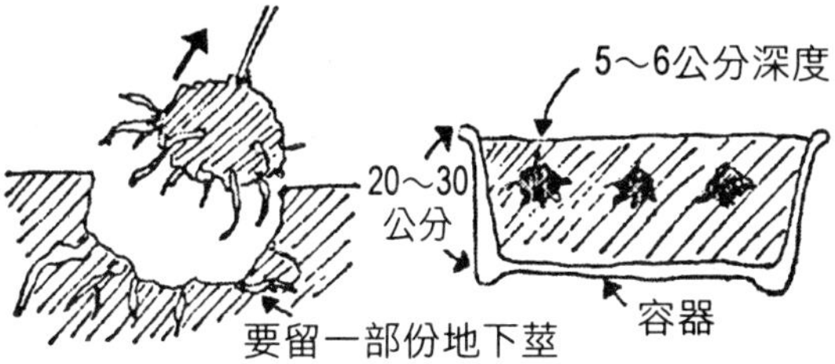

強壯的效果。不用每天服食；但累積的疲勞，就要有耐心的繼續使用。

撞傷或腰痛時，將生的根、莖磨碎，直接塗在患部，這是最簡易的方法。也可把乾燥的根、莖粉末加醋攪拌塗抹，或將根、莖的煎汁做成溫濕布使用。

把生的根、莖，切成圓形薄片，泡在酒中一個月以上，每天喝一小杯，有強精作用。此外，用水燙嫩芽去澀味，可油炒或以醋、味素攪拌食用。根、莖也可炒來吃。

自古以來，當農作物欠收時，頗受一般人重視。

【栽培】

晚秋時採集。採集時不要將整株挖起來，要留下一部分。在深度二十～三十公分的容器中，把地下莖種在五、六公分深的土中不必特別管理，只要澆水即可。如果發出新芽，就要施液肥。

龍膽——秋天代表性野草之一，可預防淋病

龍膽（Gentiana Scabra Bunge），秋天代表性野草之一，根比熊膽還苦。

自生在山中，為多年生草本植物，高約三十至六十公分，葉無柄，對生，基部抱莖，披針形，彷若箭竹般的細小。根粗而向四方延伸，莖短小，從夏天到秋天，會朝上盛開藍紫色的鐘形花。

【藥　效】

根部有藥效，味苦、可健胃。自古以來即以「良藥苦口」著稱。可促進唾液、胃液分泌，在夏天食用，可增進食慾。

唐龍膽有解熱、健胃作用，中藥的「龍膽肝湯」含有此成分；此外，亦有利尿作用，可防止出冷汗和促進膽汁分泌。

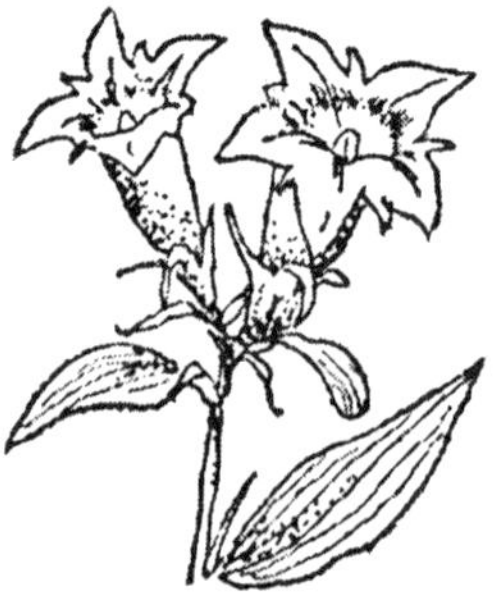

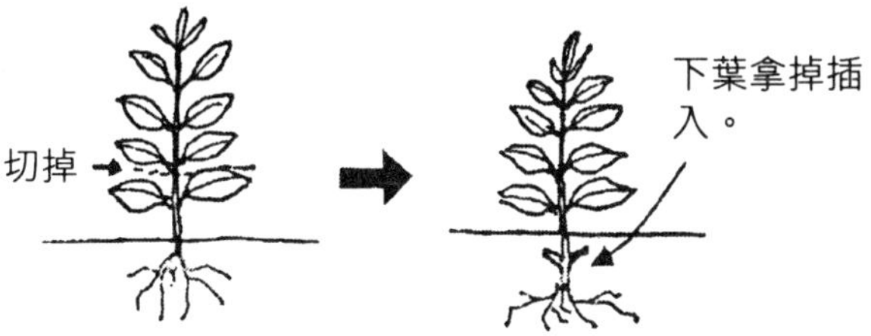

在花店，出售的是蝦夷龍膽的改良品種，因苦味減輕而藥效減輕，所以應盡量利用自生的龍膽。

【利用法】

十月採取根莖，在陽光下充分乾燥後，作成粉末使用。每餐後服用五分之一茶匙，可促進胃液、唾液的分泌、幫助消化。如果耐心繼續服用，可增進食慾。對淋病、利尿、出冷汗的治療亦有效。

取經陽光曝曬乾燥的莖四公克，用二、三杯水煎服，其效果和服用粉末一樣。

【栽　培】

利用插條的方式就可繁殖。四、五月期間，新芽差不多硬化時，從上部算下來約四節之處（葉約十片左右）割下，取下四片葉，插入土中深度約二節。

如果是單株插枝呈現不穩現象，葉會互生至接觸程度，可多插幾株相互支持。

不用擔心會倒下，在三個月後，可移植至盆內；殘餘的本草很快就會生出腋芽。

橐吾——能化膿，為消腫良藥

橐吾（Ligularia sibirica (Linn) Cass），菊科，原產於中國、台灣或韓國海岸，為多年生草本植物。日本多生長在草原或路邊，亦可當院草栽培。

根肉質，細而多。莖直立，高五十二～一一〇公分。莖中部葉與下部者同形，具短柄，柄長三～十四公分。

葉直接自根部生長出來，呈橢圓形，和款冬的葉一樣，會自中心處生出長柄，在背面長出褐色的毛。秋天生出花莖，會開很多黃色的花。瘦果長圓形，長達十毫米，光滑。花果期七～十月。

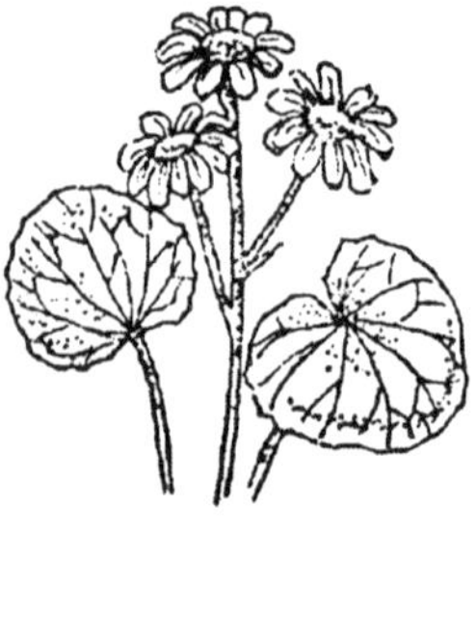

【藥　效】

葉具有抗菌成分，對腫瘤、化膿和痔可發揮療效，亦可治河豚、鰹等食物中毒。可當作止痛、解熱劑。

此外，對抑制燙傷、肩膀僵硬、撞傷、腰痛等症狀有效，亦有緩和疼痛的作用。

【利用法】

將葉的外層皮剝掉後，搗碎葉肉塗在患部，可化膿、治療腫痔。

生葉經搓揉後，敷於患部可治頑癬、凍傷、擦傷、燙傷及蚊蟲咬傷；用火烘烤生葉，待其柔軟之後，再貼在患部，上面用綳帶固定，對腫瘤、神經痛、腰痛、燙傷、肩膀僵硬、乳房發腫等症狀有效。

取以陽光曝曬乾燥的葉十公克，加水一百ｃｃ煎煮，趁熱服用，對河豚、鰹魚所造成的食物中毒非常有效。亦可當感冒的解熱劑服用。

【栽 培】

選擇日照不多的地方栽種，不用特別施肥，如果不是強酸性的土壤就可以生長。

若要種在盆子裏，可準備較小的盆子，因為槖吾不會長太大。使用七成院土加三成腐葉土混合，在這種土上種分株苗，要每天勤加澆水。

第四章　四處可見的藥草

薺菜、鬖草、蕪菁、繁縷、附地菜、看麥娘、鼠麴茶是春天的七種草，最近雖不常見，但以前經常製成七草粥。七草粥有種特別風味：酸、苦、甘、辛、鹹五味俱陳，以前的人為了避免生病、維護身體健康，經常使用這種七草粥。

實際上不只「七草」，在我們周圍，任何地方都有野草叢生，其中一部份便含有特殊藥效，特別是春天代表性野草，對胃腸病的治療均有效，其他如在秋天盛開的紫花地丁，也是一種治便秘的良藥。

在本章，要介紹每天上班時間、早晨慢跑途中，或假日旅行、郊遊中，可隨處獲得，或自己可輕易栽培的二十八種野草。

葛——對宿醉非常有效

葛（Pueraria lobata (Willd) ohwi），是秋天的七草之一，生長在各地的山野中，屬豆科、多年生蔓草植物，莖長可達十公尺以上。葉互生，具長柄，蔓為紅褐色、生有細毛，不管在何地都會攀附其他物體而生長。

夏天過後，會盛開深紅色的花，帶有甜蜜香味，果實藏在綠色豆莢中，地下長有肥厚的根，含有許多澱粉質。

我們現在都由馬鈴薯中取得澱粉，但以前這種草是獲得澱粉的主要來源。

【藥　效】

把根曬乾後，叫做「葛根」，可用來去汗解熱、亦可作鎮痛劑使用。是中藥葛根湯的主要材料。

此外，亦為治療頭部、肩膀僵硬，以及治神經痛的特效藥。

花，對解除宿醉具有良好藥效。

【利用法】

秋、冬之際，地上的葛蔓枯萎時，將根挖起，用水洗淨，再置於陽光下曝曬使其乾燥。接近根部約三十公分的部份有毒，要割掉。

取乾燥的草根五公克，用水煎成三分之二量，趁熱服用，對初期感冒、肩膀僵硬，及神經痛的治療有效。

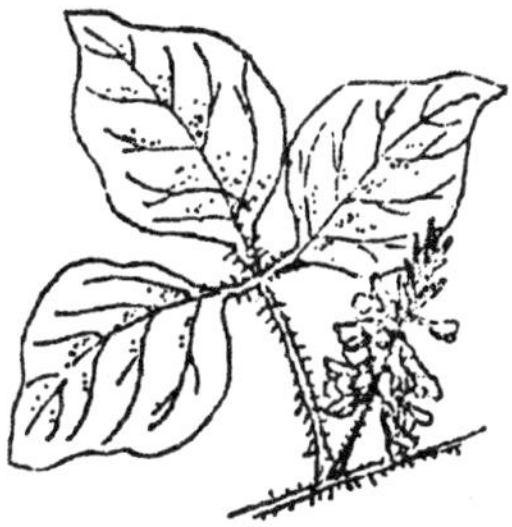

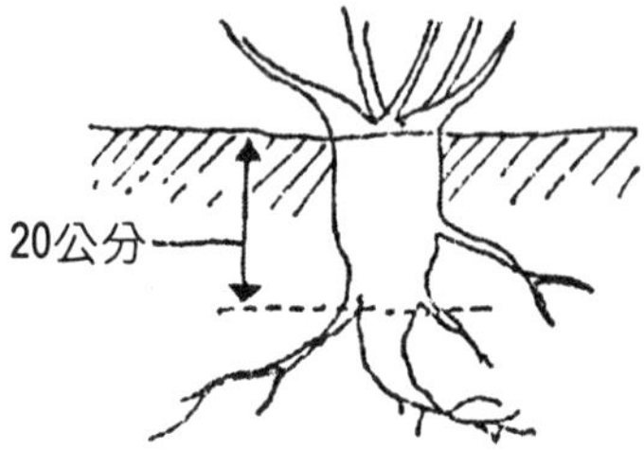

取二朵八月開的花，用二杯水煎煮服食，可解宿醉。夏天採集多量，乾燥之後做成粉末，全年均可使用。一次服用數量約一茶匙的粉末。

採集根部洗淨切細，弄碎後放在布袋中，將布袋置於桶內，等黑色澱粉沉澱在底部，即所謂「葛粉」。

將上面所敘述的水或渣拿掉幾次，會逐漸呈黑色或白色，此時以陽光充分曝曬後保存，可當作葛湯、葛糕等材料。

葛湯的作法是在大一點的碗裏，放入一大匙葛粉，用滾水沖泡後，即變成透明漿狀，把一片生薑磨碎，加入適量的砂糖趁熱服用，除可解熱外，並可止癢。

此外，亦可促進消化和吸收，可幫助病人恢復體力。

藜——可將全草乾燥的皮用來止血

藜（Chenopodium album L.），又名灰藜。原產地是印度、中國、日本也有。

在戰爭中特別受人矚目，因為戰後食物難找，此草可當主食或副食，吃的人很多。

此草自古以來便為野地、或田園雜生的植物，葉互生，葉的特徵是菱形，葉邊成波狀鋸齒形，莖呈五角形，直立超過一公尺，到秋天莖會木質化而變硬，為一年生草本植物。

【藥　效】

使用葉、莖部份，可當牙疼、腫瘤或喉嚨痛的止痛劑，對高血壓、腦出血、防止中風都有效。亦可治毒蟲咬傷。

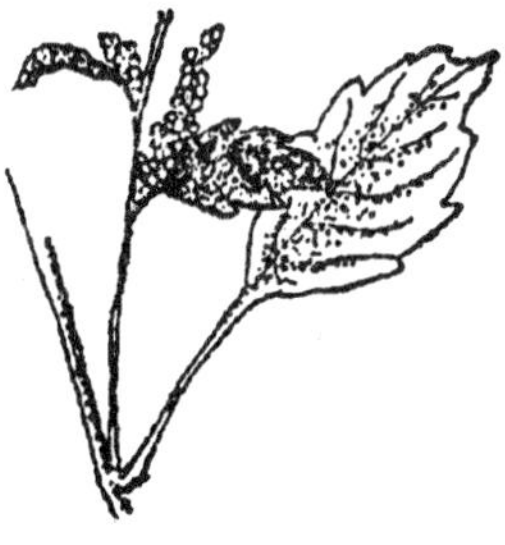

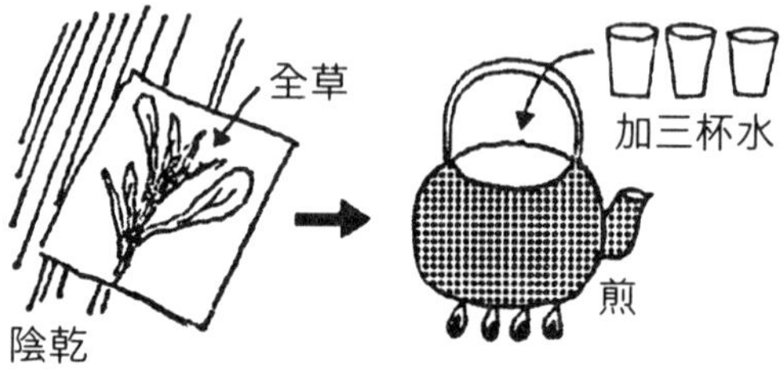

生長地和同樣是藜科的白藜相似，白藜的嫩葉會產生白色或玫瑰色的粉，此點可作為識別二者的特徵。

【利用法】

夏天採集全草，蔭乾當乾燥品。食用時，每把加三杯水煎煮、一天分三次在餐前服用，可以治療高血壓及腦充血。其他對胃弱或氣喘傾向的人亦有效。

治療腫瘤或腫痛時，把全草烤焦作成粉末狀，或是和麵粉攪拌，貼在患部即能消除疼痛。將粉末直接含在口中可治牙痛。

被毒蟲咬傷時，把生葉搓碎，葉汁塗在患部，牙痛亦可食用這種生葉。可直接咬著生葉或用生葉汁漱口，效果和全草乾燥粉末相似。

【食　用】

把嫩草稍微燙一下，能當涼拌菜或汆燙菜，也可當炒菜或油炸食品，無澀味，也沒有其他特別味道，營養價值和菠菜類似。

【其　他】

據說把粗莖曬乾當拐杖使用能治中風，目前尚無方法可證明是否具有這種神奇療效，但其質地輕、目堅硬耐用，深受老人歡迎。

王瓜——根莖和大麗花類似，當氣喘藥用

王瓜（Trichosanthes cucumeroides (Sor) Maxim.），又名師古草，多年生蔓草，屬葫瓜科。纏繞在山野或民房附近。繞樹叢、籬笆生長是一大特徵。

蔓或葉生有粗毛，葉呈五角形，具長柄。花直徑約三公分，雄花較少，成短總狀花序，雌花單生，有球狀脂肪。

在一株蔓上，可能結三、四個像大麗花根般大的根。

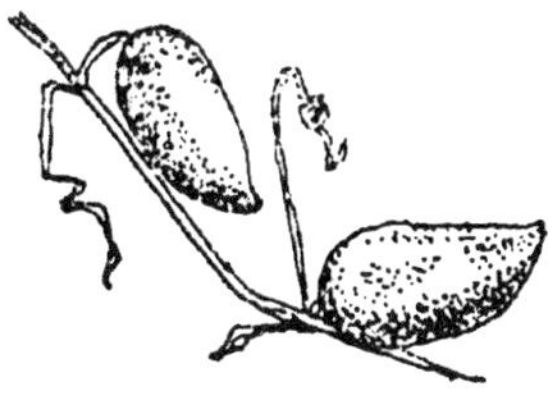

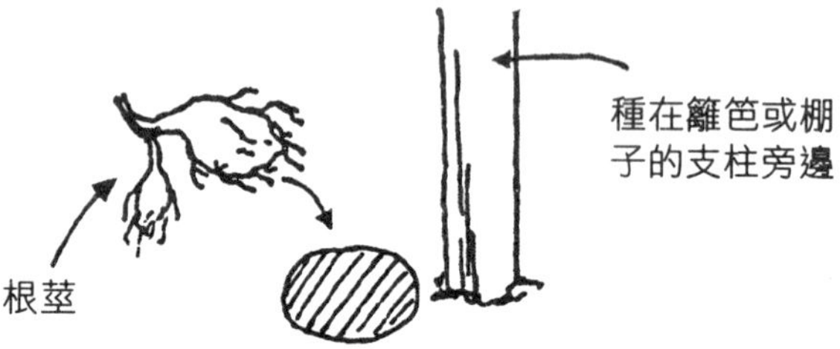

【藥　效】

根莖有時比蕃薯還大，和果實具有同樣藥效。根莖可治咳嗽、氣喘、腎臟病，對於通經、黃疸也有效。果實可治凍傷、皮膚龜裂、發炎、粗糙。

【利用法】

在秋天的前後，把長大的根莖挖出，用水洗淨，磨碎後直接服用，也可以把根莖切成圓片，或以陽光曬乾後煎服。

根莖磨碎後，一天服用一次，數量約一茶匙。煎煮時切細成條狀或圓片。取根、莖約五、六個，用二杯水煎，一天分三次食用；二者藥效相同，可治腎臟病、氣喘、黃疸症、通經。雖然可立即見效，但有苦味是美中不足的地方。

治療燙傷時，將生根磨碎，加甘草煎汁，混合後充分攪拌，貼在患部即可痊癒。

把果實弄碎加米酒、塗在患部，可治凍傷、皮膚龜裂，以及女性的疾病。

凍傷和皮膚龜裂等症狀，出現時間和果實成熟時節也許不一致，可在初秋採集果實後，放在冰箱中保存備用。

【食用】

把嫩葉或蔓當作油炸食品，亦可以燙過之後當作汆燙菜或涼拌菜食用。

【栽培】

嫩芽約在四月下旬長出，此時連根莖一起採集，種在籬笆或是棚子的支柱旁，根據其蔓生特性，好好利用籬笆可促進生長。王瓜比其他植物發芽的時間晚，採集時，不要錯過時機。

山蒜——能強精，具安眠效果

生蒜（Allium grayi Reg），又名澤蒜。生長在河堤、

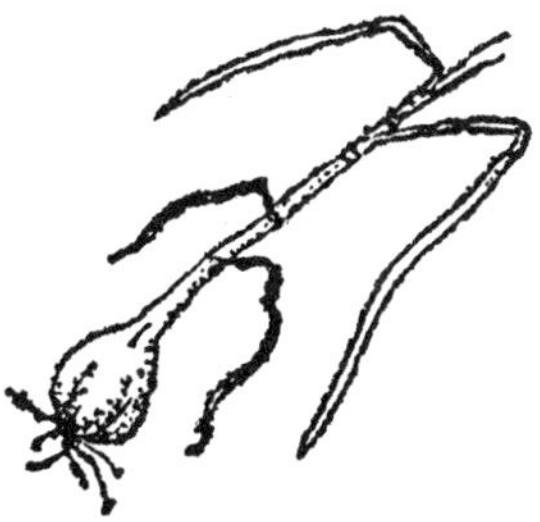

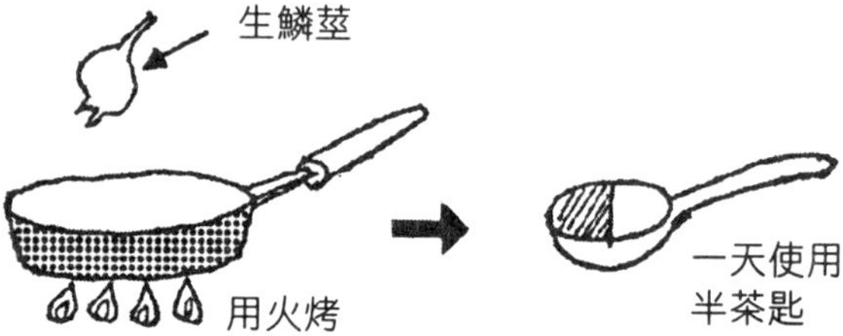

路邊，屬百合科，為多年生草本植物。

莖高三十到五十公分，莖柔軟，呈淡綠色橢圓形。葉如韮菜細長的樣子，有大蒜和韮菜混合的獨特氣味。

初春到初夏之際，在莖的頂端會抽出繖形花序，開淡紫白色的小花，同時結紫色的珠芽。珠芽和白色鱗形的球根（鱗莖）可用來繁殖。

【藥　效】

鱗莖自古以來即被當作藥材使用，營養價值高，有強壯、強精的功效。

此外，鱗莖對腫瘤、撞傷、子宮內出血、食慾不振的治療均有效。

葉、莖有健胃、整腸作用，亦具保溫、安眠效果。

【利用法】

秋、冬之際可採取鱗莖，用水洗淨，切片使用。把鱗莖磨碎後，加麵粉攪拌貼在患部可治撞傷。

生鱗莖用平底鍋炒焦使成粉末狀，一天服用半茶匙，對子宮內出血、整腸有效。

將初夏前採集的莖、葉乾燥後，以二杯水煎煮服用，可健胃、治療失眠。把生的葉汁或磨碎的鱗莖粉末塗抹患部，可治毒蟲咬傷。

【食　用】

初春採集的鱗莖放在滾水中，稍微燙一下，用醋、醬油調拌，味極鮮美。也可用來做泡菜。

【藥用酒】

生的鱗莖三百公克、加蜂蜜一百公克浸泡在一・八公升的米酒中，存放冷暗處約一個月，一天服用二小酒杯。

花有強壯、強精作用。

石蒜——對肋膜炎、腳氣病非常有效

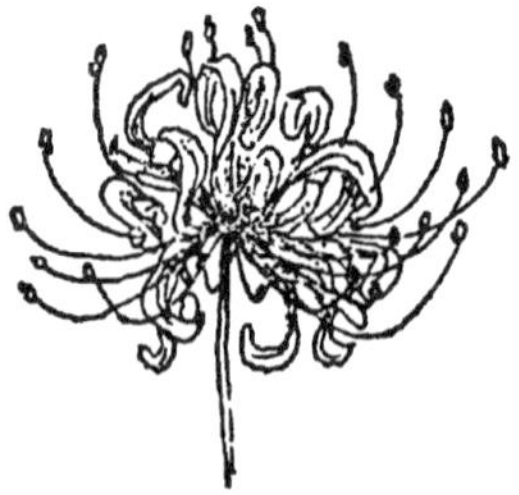

石蒜（Lycoris radiata Herb；spider lily），在立秋左右，會在莖的前端，開出鮮紅色的花。

一般植物在春天開花，但石蒜的開花時期卻在秋天。葉叢生，細長，特別茂盛，過了嚴冬，會在隔年夏天枯萎，成長週期和其他植物相反。在日照良好的田園小道或丘陵草地，均可發現成群生長的石蒜，為多年生草本植物。根是鱗莖，高三十到四十公分。

【藥　效】

鱗莖可治肋膜炎、肺積水，對疾病具有宏大功效。亦可治撞傷、扭傷、白癬、腫瘤等症狀。

特別注意的是，石蒜的鱗莖含有強烈的毒性，當作民間的藥草，只可當外用藥，不可內服。

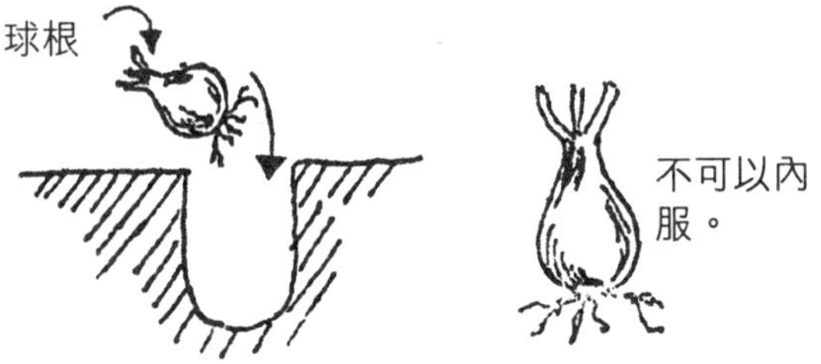

在中國，利用這有毒的成分，當作阿米巴赤痢或肺吸蟲的注射藥，也作為治療小兒麻痺後遺症的藥物。

【利　用】

把球根表皮剝掉，去除鬚根，磨碎之後加入半小酒杯的醋，少量的麵粉，混合後貼於患部，可治皮膚龜裂、撞傷、扭傷。

把磨碎的根置於布上，貼在患部，可治腫瘤、白癬；磨粉的根加蓖麻粉末，充分攪拌後，塗在紙上，貼於雙腳的腳掌心，然後以繃帶固定，如此可治腳氣病、肋膜炎、腹膜炎。

【栽　培】

在夏天，採掘球根，移植在院中日照良好的地方，就可生存。

雖然球根含有毒性，如果不內服，即使用手觸摸也不會產生危險。

牛膝——根所含的皂草玳成分對腸胃炎有效

牛膝（Achyranthes bidentata Blume）。又名懷牛膝。根稱為牛膝根。因為莖節和牛膝相似，所以中藥叫「牛膝」。為多年生草本植物。莖方形，高達一公尺。在路旁、野地、雜木均可發現。分成只能在日照地方生長，和只在竹叢的日蔭處生長二種。

花色綠而細，果實小且呈橢圓形。成熟後，有逆向生長的刺，會隨時黏在人的衣服、或貓狗的身上。

【藥　效】

根含有多量皂草玳和鉀鹽，對神經痛、風濕痛、月經不順、尿道炎、膀胱炎等症狀均有效，因為沒有特強的藥力和速效性，要耐心的服用。

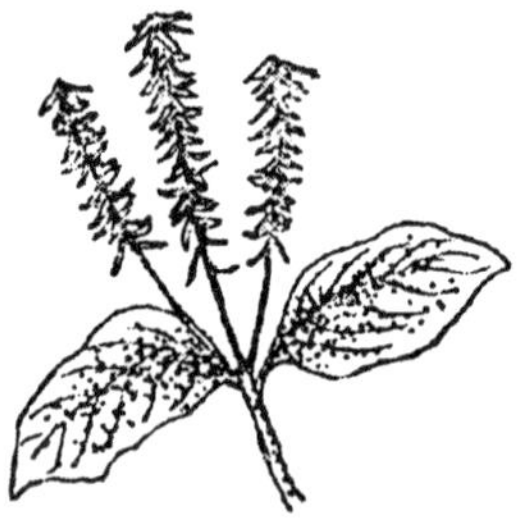

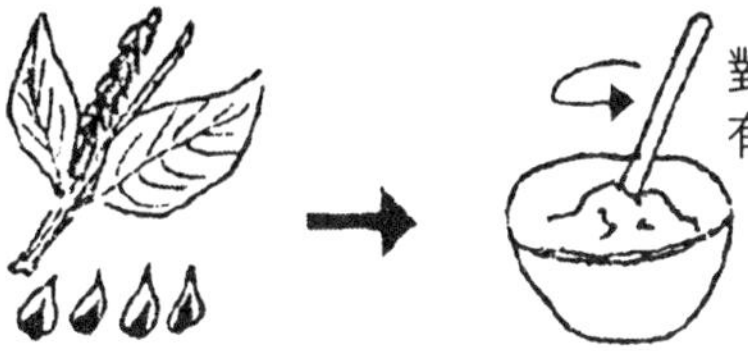

烤焦的莖葉對腫瘤、排膿，或疼痛有治療作用，生葉汁可治毒蛇咬傷及蟲咬。

【利用法】

在秋天採集根，以陽光曬乾後，綑起來吊在通風良好的地方，每五公克以二、三杯水煎服，對神經痛、風濕痛有溫和的療效。根煎汁濃縮，將紗布浸泡其中後，趁其溫熱敷於患部，亦可治療腫痛。

如要治療腫瘤、排膿或止痛，把莖、葉燒焦，用硼酸攪拌，貼在患部即可。生葉磨碎後用紗布擠出葉汁，在傷部熱敷可治蛇咬及毒蟲咬傷。

【食　用】

初春到初夏之間，會長出柔軟的嫩葉，燙過之後，可做成涼拌菜或汆燙菜，當作油炸食品也很美味，亦可曬乾之後撒在飯上吃。

【栽培】

生命力強，將整株連根採集後，可種在庭園供作欣賞用，繁殖迅速，但價值不高。

羊蹄——黃色的粗根具有溫和的瀉藥作用

羊蹄（**Rumex japonicus Houtt；Japanese curly dock**），屬蓼科，為多年生大草本植物。莖會木質化而變硬為其特徵。和同樣是蓼科的酸模相似，但是和酸模不同的是莖或果實不會變紅色，所以很容易區別。

葉長成三十公分大時，莖直立超過一公尺高；到了夏天，會在莖上出現小枝，枝上會開淡綠色穗狀花。根朱黃色，像牛蒡般粗。帶苦味。

【藥　效】

苦味和蕎麥殼相似，種籽暗褐色，具藥效。根具有

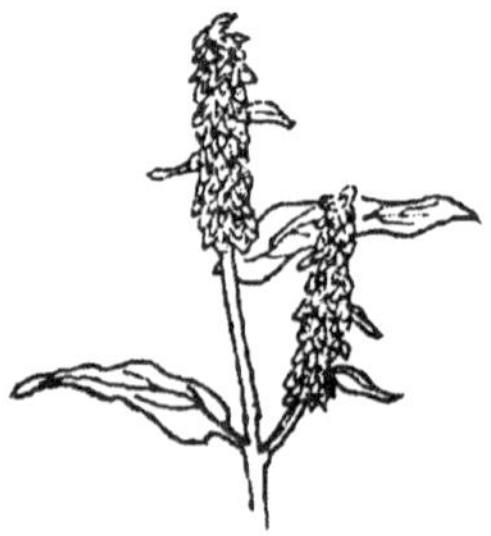

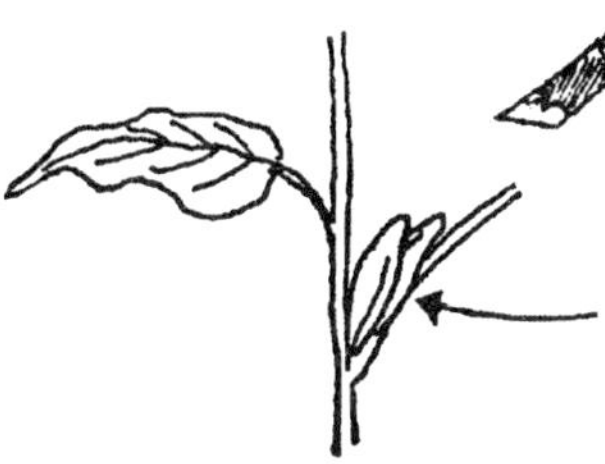

溫和的瀉藥作用，對風濕、頑癬、白癬、腫瘤有效。因具有刺激大腸的瀉藥作用，所以孕婦不宜使用。

種籽可治便秘，對婦女疾病也有效。

【利用法】

秋天到冬天之際，可挖取根，洗淨後切成圓片，放在竹簍，置於陽光下充分曬乾。

取乾燥的根約五公克，用二杯水煎煮服用，可治便秘。將一小把根放在水壺中，沖溫開水直接服用，效果和前者相同。

把生根磨榨後汁液塗在患部，可治風濕痛。生根磨汁加二、三杯醋攪拌，對治頑癬、白癬、腫瘤、皮膚病有效。取五公克種籽，以兩杯水煎服，可治便秘、婦科疾病。把果實直接煎，將煎液放冷取紗布製作溫濕布，敷在患部可以治療濕疹、皮膚過敏。這種方法為民間普遍採用。

保存根部，要放在濕氣不易進入的容器，最好吊在通風的屋簷下。

【食　用】

把嫩葉用少量的小蘇打煮過，就能消除其獨特的味道，可以當涼拌菜、炒菜、或泡菜食用。

【採　集】

在初春嫩生的時候採集。此時葉圓捲，帶蒂，採後置於土中即可繁殖。因具有黏性不易拔除，一定要帶小刀或鏟子。

忍冬——有利尿、淨血作用，亦可治便秘

忍冬（Lonicera japonica Thunb.；Japanese honeysuckle），生長在山野或籬笆旁，為常綠蔓性木本，全草披覆褐色柔軟的毛。

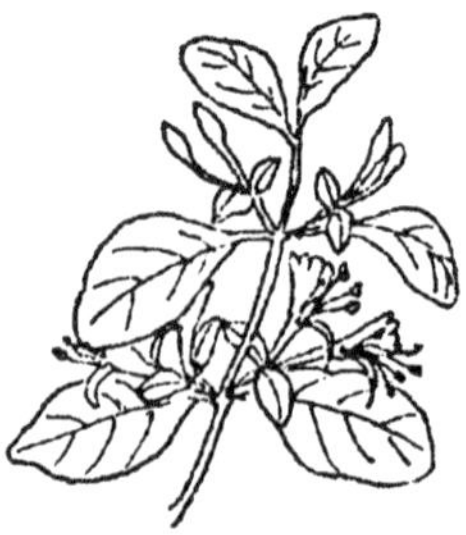

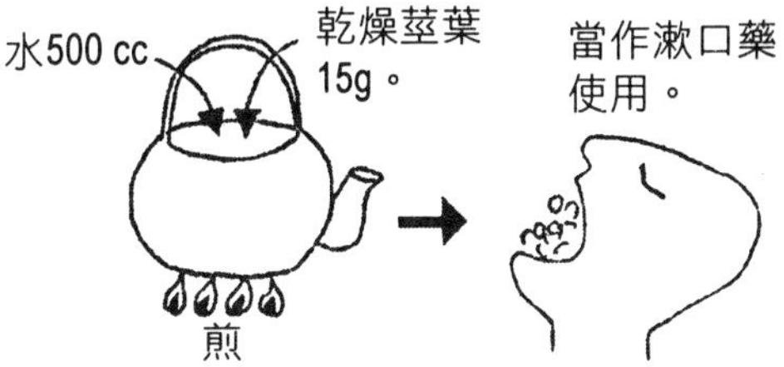

初夏，葉腋部份會長出漏斗狀的唇形花，花縱開，具芳香，初為白色、後來變黃色，中藥名叫「金銀花」。

【藥　效】

花和葉均可當藥使用，特別是葉含有多量的丹寧成分，藥效強，甚至有人認為比藥用人蔘還有效。除利尿、健胃、整腸作用外，對夏天感冒或流行感冒都有效。

花有利尿、淨血作用，對化膿、便秘都有效。全草可治腰痛、撞傷、冷虛症、亦可治療面皰、痱子、皮膚過敏。

【利用法】

在夏天採集莖、葉，乾燥後取約十五公克，用五百cc的水煎服可治感冒。

一天煎汁漱口四、五次，可減輕感冒引起的口腔發炎、扁桃腺發炎、喉痛。煎服和漱口並用，效果更大。煎汁塗抹患部，可治燙傷、濕疹及痱子。

取乾燥葉二十公克，用五百ｃｃ的水煎煮後，放冷，在餐前服用，可治腰痛、腫瘤、撞傷、痔瘡、脫肛等疾病。

乾燥花十五公克加水五百ｃｃ煎煮，一天分三次服用，可治便秘、利尿、淨血、解毒、化膿。全草乾燥後，當入浴劑有保溫效果，對美膚、撞傷、關節炎、痱子尤其有效。

【藥用酒】

忍冬酒的製法是取乾燥花五十公克、米酒九百ｃｃ、砂糖一百公克，混合後置於冷暗處，保存約二、三個月左右，以紗布過濾時，將花丟棄。一次飲用約二小酒杯。

【藥用茶】

一般都用平底鍋烤乾葉片，當茶葉用。具強力利尿作用，對尿道炎或女性膀胱炎也有效。

【採　集】

藥用莖葉在夏天採集，花於五、六月時採收，用陽光曝曬乾燥後，保存使用。

蒼朮——可除去體內多餘水分、對高山病也有效

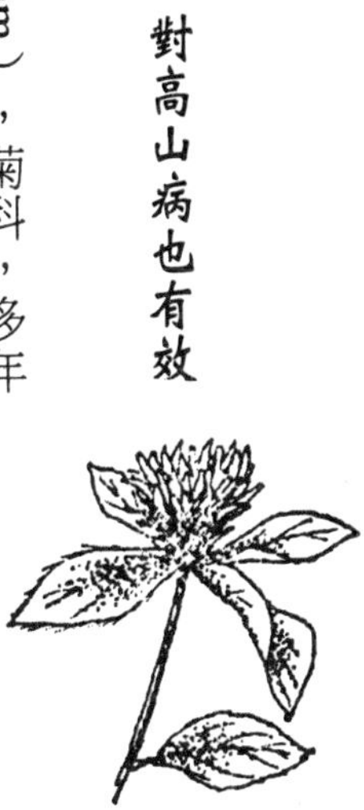

蒼朮（Atractylis koreana (Nakai) Kitam），菊科，多年生草本，在各地山野都可發現。莖高三十到六十公分，葉長、柄互生，邊緣有很多針狀刺。

秋天莖頂會長白色，或淡紅色的管狀花，花的周圍結有如細網般的苞。

【藥　效】

根有獨特香味，中藥叫「蒼朮」，自古即採用，因可消除體內多餘水分，被視為長生不老藥。

把根部表皮剝掉後，這種東西叫「白朮」，和蒼朮一樣具有健胃效果，可治胃下垂或腎臟病。此外，根亦有促進發汗效果，對感冒引起的發燒有效。

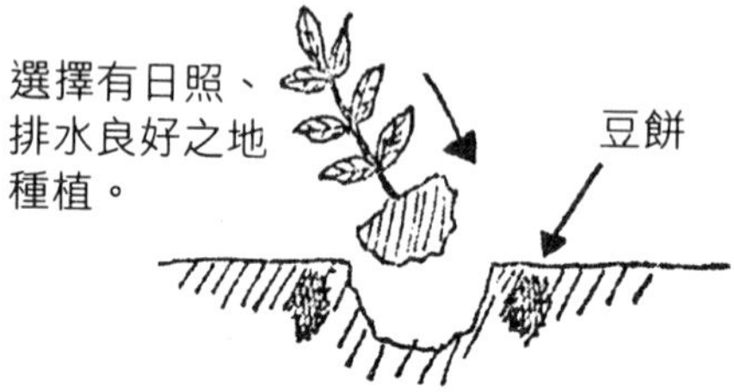

【利用法】

在十一月時，將根採集後置於陽光下，使其乾燥。以五公克的根，加四百ｃｃ水煎煮，一天分三次溫服，可健胃、利尿、治頭暈。

把根的粉末三公克，一天分三次服用，可治腎臟病、下痢、解熱、去痰、止咳。

對治療頻尿、尿排不出來或全身發痛非常有效。感冒時，可將根煎煮後，加十公克生薑服用。

【食　用】

莖尚未長的太高大以前採食，將莖的前端部分稍微煮一下，泡在冷水中約二、三小時，當作汆燙菜或味噌湯的材料，或作涼拌菜都很可口。

【栽　培】

秋天時，分株移植。在院子有日照及排水良好的地方都可生長，是一種生命力強的植物。

肥料要使用豆餅。移植後，第二年根莖會變大，可當藥用。

蒼耳——果實對蓄膿症、毒蟲咬傷有效

蒼耳（Xanthium strumarium L. var. Japonica (Widder) Hara），是葈耳的別稱，菊科。

被毒蟲咬傷時，只要將蒼耳生葉搓揉貼在患部，即有治療效果。在荒地或路邊自生，草高一公尺左右，為一年生草本植物。全株有短毛為其特徵。

葉柄互生，形狀和心臟相似，在邊緣有不整齊的鋸齒。夏天會於枝端結黃綠色雄花和綠色有毛的雌花，十月在莖端結被刺覆蓋、橢圓形的果實，這刺會貼在人的衣服和動物身體，藉以傳播繁殖。

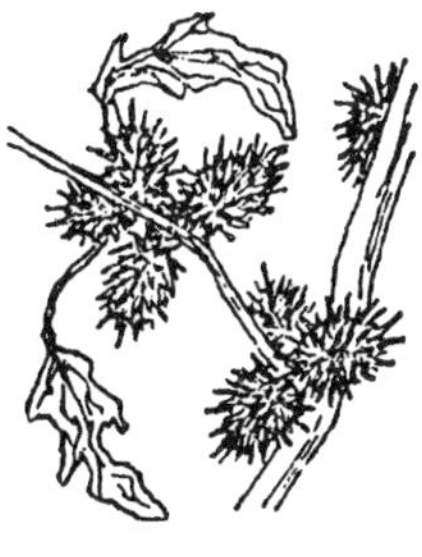

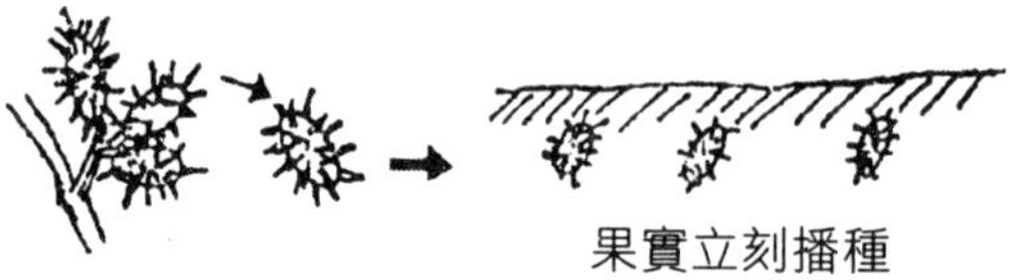

【藥　效】

果實、莖葉含有藥效。果實含黃色油狀物質（主要成分為亞油酸），可治感冒、頭疼。葉莖對蟲咬、皮膚病、濕疹、頑癬有效。二者均可治療蓄膿症。

【利用法】

把生的果實用研缽磨碎，用磨碎的汁液漱口，或直接沖洗鼻子內部，可治蓄膿症。把果實用陽光曬乾後，中藥名叫「蒼耳子」。

「蒼耳子」十公克加水五百ｃｃ煎煮，一天分三次服用後，可治感冒、鼻炎。生葉或莖的擠汁直接塗在患部，可治毒蛇咬傷、頑癬或濕疹。把蔭乾的葉當浴劑，可治痱子、皮膚炎。

【食　用】

果實含有很多的亞油酸，煎過以後即可食用。

【採　集】

果實或葉、莖在十二月枯萎後，會變成茶色；據說此時是果實或莖葉當作藥用的最佳時機，實際上全年均可採集。外表和蒼耳非常相似，蒼耳又叫「朝鮮牽牛花」，含劇毒，故採集時要特別注意。

【栽　培】

秋天採收果實後，播在院子裏，隔年五月即可發芽。

蕺菜——有獨特噁心的氣味，具十種藥效

蕺菜（Houttuynia cordata Thunb；pigthigh），又名魚腥草，多年生草本。全株有強烈的臭味，根莖圓柱形，白色。葉互生，卵心形。

自古以來就被當作藥草使用，葉形和地瓜葉相似，呈心臟形。背側為紫紅色，初夏開淡黃色、細小的穗狀花，

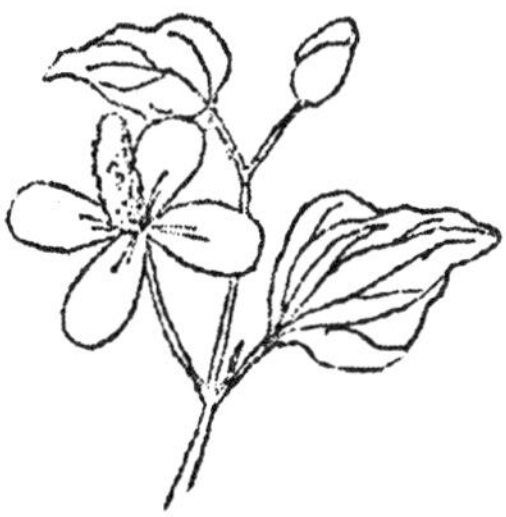

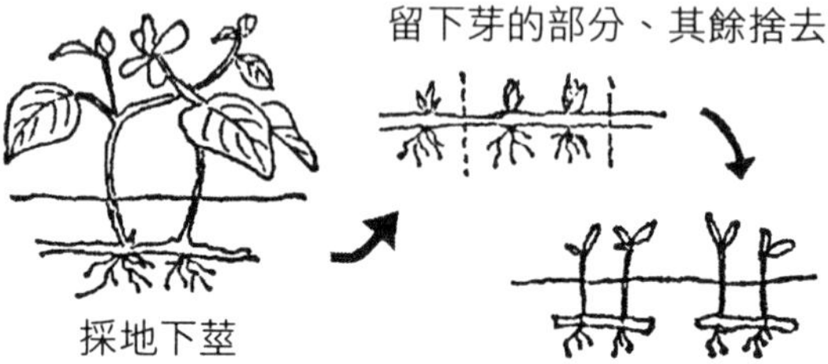

在花冠下結有四片類似白色花瓣的葉狀物叫「苞」。

【藥　效】

莖、葉有特殊的強烈氣味，這是由其中所含的「醛」所散發出來的，此種成分可以防止發霉，亦可預防頑癬、腹肌溝癬、白癬等疾病。

此外，莖、葉據說可預防腎臟病、高血壓、動脈硬化、腦充血，兼具淨血功用，微血管強化和利尿作用，對面皰、蓄膿、鼻塞、耳朵流膿、鞋子所造成的足部發炎、急性濕疹等，頗具療效。

【利用法】

盛夏開花時，連莖、葉一起摘下，用陽光充分曝曬使其乾燥，即可使用。每日取約十至三十公克，以五百cc到七百cc的水煎煮服用，可治療胃腸衰弱，亦可預防高血壓、腦充血、動脈硬化等疾病。

將煎汁塗在患部，可治頑癬、腹肌溝癬，約三十分鐘即可見效。把生葉充分搓揉，捲起塞入鼻中，可治療鼻塞。

生葉用水洗淨後，把葉汁塗抹在患部，一天進行數次，即可消除面皰、鞋子引起的足部發炎。乾燥的葉、莖當入浴劑使用，對冷虛症、痱子的治療有效。

【食用】

可當油炸食品，柔軟而味美。

【栽培】

因為到處都可以見到，所以，很容易可採集到地下莖，留下芽的部分，埋在日陰處，即可自然繁殖，若繁殖太過茂盛，要把若干部分做適當的清除。

當藥——為具有苦味的健胃藥，可預防頭皮屑

當藥（Swertia randaiensis Hayata），龍膽科，台灣稱為「苦草」，產於在中央山脈海拔一千五百～三千五

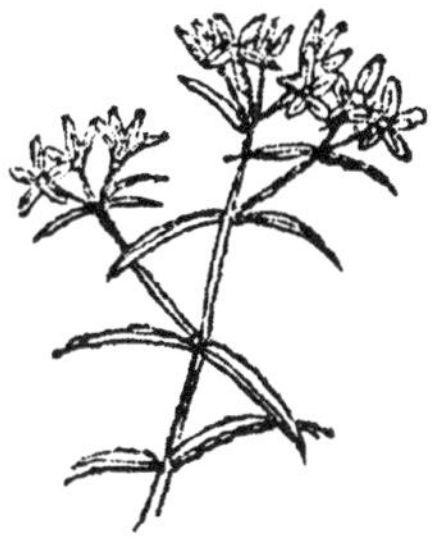

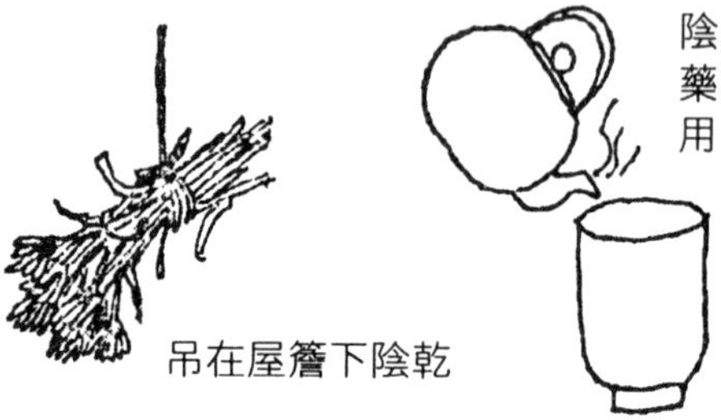

百公尺間。

分布日本、韓國、中國，為二年生草本植物。莖呈四方形，葉對生，無柄。在十月至十一月間開白色五瓣花，花上有紫色的縱線。

【藥　效】

即使用大量的水沖淡，仍具有苦味。這種「苦味健胃劑」能幫助消化、促進食慾。

此外，若吃了對身體不好，或腐敗的東西，可當催吐劑使用；可當洗眼劑治結膜炎；對喝酒過多引起的宿醉、胃痙攣、白帶、月經異常的治療有效；且可擴張末梢血管，促進皮膚的血液循環，因此可防止頭皮屑、脫毛等疾病。

【利用法】

十月盛開五瓣白花時，採全草，吊在屋簷下陰乾。

取乾的全草一株，切成適當的長度，放在杯中以二百ｃｃ滾水沖泡，用蓋子蓋住，幾分鐘後服用，對胃炎、食物中毒、下痢等疾病非常有效。可用到苦味消失為止，非常經濟。

把乾燥葉放在布袋中，搓揉成粉末，把粉末和少量的水一起服用，效果和前面相同。

取乾燥全草粉末二公克，加水服用，可當催吐劑，亦可解宿醉。把全草煎煮後用煎汁洗眼，對結膜炎等眼病非常有效。

煎成濃汁服用可治胃痙攣，將煎汁擦在頭部可當脫毛防止劑使用。

【栽　培】

秋天採集種籽，選擇排水良好的地方，於春天播種，大多生長在濕氣多的山崖，或露出紅土的地方。不適合種在盆子中。

蘭草——根可治療婦科病，莖、葉對糖尿病有效

和胡枝子、桔梗、瞿麥都是秋天七草之一。

蘭草（Eupatorium chinense L.），又名蕑水香、大澤蘭、香水蘭。產生在河堤上，為多年生草本植物，高度可長到八十公分到一•五公尺。

葉有三個裂口，葉對生，有光澤，短葉柄，邊緣呈鋸齒狀，搓揉後會產生特殊的氣味。

九月時，在莖頂會開如傘狀的淡紫色花，根橫生。

【藥　效】

葉、莖均含藥效，根部含黃色物質，對月經異常、冷虛症、婦科病有效。

莖、葉部份含香豆素酸，對神經痛、風濕痛有效。亦可解熱。

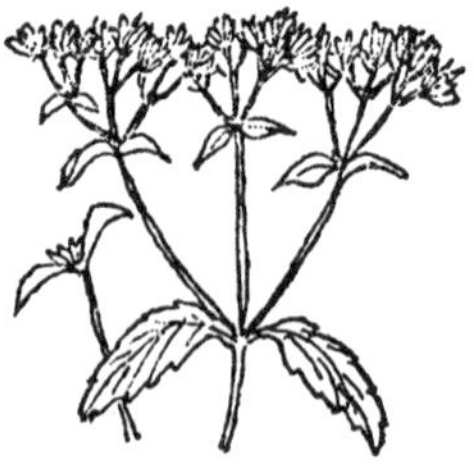

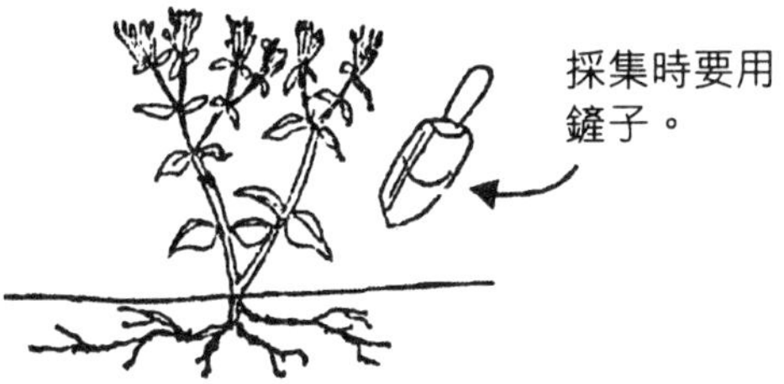

【利用法】

開花時期，採集根、莖、葉，以陽光曝曬使其乾燥後食用。

取乾燥的根十五公克，用四百cc的水煎煮，可治月經異常、冷虛症等婦科病。

將十公克的莖、葉，用二、三杯水煎煮，對糖尿病、月經異常、黃疸、浮腫、通經、解熱等症狀有效。

十公克的莖、葉，加五公克連錢草乾燥葉一起煎煮服用，可增進藥效。

【其　他】

乾燥後的根、莖、葉當入浴劑使用，可治風濕痛、神經痛。

【採　集】

在九月盛開淡紫色的小花時，是採集的好機會。

雖然草不太高，可是有時候根生長的相當牢固，所以要用小鏟子挖取。

楤木——糖尿病患者可當茶服用

楤木（Aralia decaisneana Hance；decaisne angelice tree），又名刺楤、鵲木踏。五加科。

在全國平地、山野、日照良好之地都有生長，為一種枝少的落葉喬木，葉為二回羽狀複葉。根橫向發展，在枝幹處長出。銳利的刺是其特徵。

初春時，在枝端長出大型的芽，夏天後，芽更粗大，好像一柄向四方擴展的傘。秋天時，會在枝端開黃白色的穗狀花。

【藥　效】

根皮或乾皮對糖尿病、腎臟病、神經痛有效，特別是治糖尿病具有神奇功能。但是身體正常的人食用楤木，

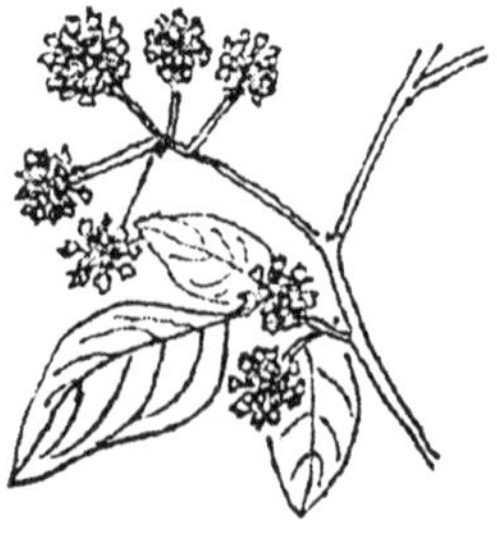

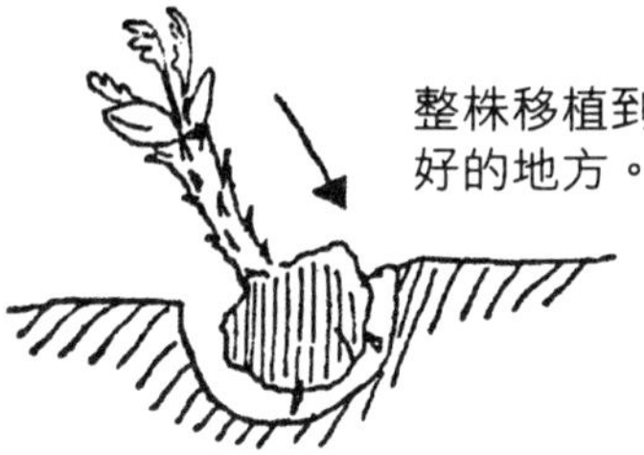

會造成血糖值上升，所以只能治療，而不能防止糖尿病。

【利用法】

在秋天採集粗大的根，或幹，切細後經陽光曝曬使其乾燥後，即可使用。取根皮，用三杯水煎煮成半量，一天服用三次，據說治糖尿病有效。

根皮和乾皮混合後，取二十公克，用三杯水煎煮，除可當健胃劑外，亦可治療神經痛。

【食　用】

初春會生出嫩芽，可當最好的山藥使用。將苞的皮拿掉，燙一下後，可當涼拌菜、汆燙菜或油炸食品。把嫩葉用油或奶油炒過、沾薑或加醬油吃，風味絕佳。

【藥用酒】

黑色成熟的根皮或乾皮，切過後充分乾燥，把這乾燥品泡在米酒中，即為楤木藥用酒。

【栽　培】

刺多的叫「雄楤木」，刺少的叫「雌楤木」，此為二者的區別法。如果要在院中栽培，以刺少的「雌楤木」較為適宜。在三月上旬，把整株連根挖起，移植在日照良好之地。如果日照少，會馬上枯萎，故移植時應多加注意。

雖然成長迅速，但植物體很弱，移植時千萬要小心。

蒲公英——可治療一切腸胃病

蒲公英（Taraxacum mongolicum Hand Mazz），多年生草本，在山野、路邊任何地方都可發現的花草。

葉叢生，倒披針形，為羽狀葉，四月開花，在莖頂盛開和菊類似的黃花。其後結白色、圓頭種籽，風吹時，隨風散佈各地。

在國外常用來當蔬菜食用。

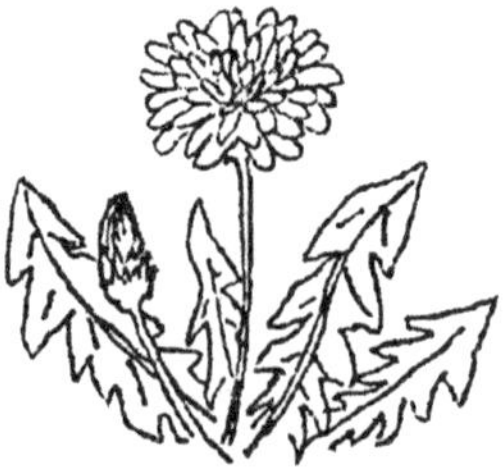

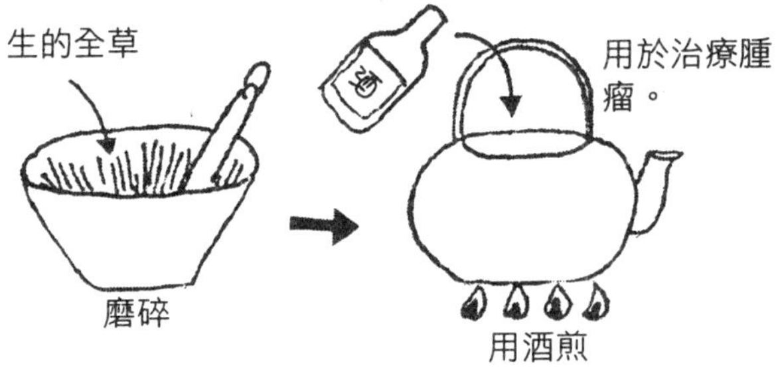

【藥效】

據說蒲公英和西洋蒲公英藥效一樣。

全草含有仲羥基、苯酸等成分，在中醫學上，自古以來都被認為具有健胃效果。對治療婦科病、腫瘤也極有效。

根部含有和菊粉或山芋酸相似的脂肪酸，對所有的胃腸病都有效。

割取莖或葉所產生的白色黏液，對消除疣的效力頗佳。

【利用法】

初春到初夏之間，採集根、莖、嫩葉，用陽光曝曬使其乾燥後保存使用。

取乾燥的根約十公克，用二、三杯水煎煮服用，可治療胃腸病。將乾燥的全草取十五公克，加五百ｃｃ的水煎煮，一天分三次於餐前服用，可治療胃腸衰弱、痔病、黃疸、婦科病。

將生的全草磨碎，加酒煎煮服用，可治腫瘤；把割取莖、葉時流出的白色黏液塗在患部，可消除疣。

【食　用】

初春採集的嫩葉或花，煮約三分鐘，即可將澀味除去。嫩葉可當汆燙菜及湯的材料，亦可作油炸食品之花可當醋拌菜。根切片泡在水中，可用來煮或炒。

【藥用酒】

取二百公克的乾燥花和根、米酒一．八公升、砂糖二百公克、一起放在冷暗處，貯存約二至三個月，把花、根取出，一天分二次服用，每次服用二小酒杯。

因具獨特的苦味，可加蜂蜜、梅酒服用，對利尿、健胃、整腸、化痰均有效。若未及時採到花，用根代替也可以。

【藥用茶】

將根採集後洗淨，切成二、三公分長，置於陽光下曝曬使其乾燥後，放在平底鍋炒焦即可，按照泡茶的方式沖泡食用。對利尿、健胃、解熱和促進母乳分泌有效。

虎杖根——可治燙傷、止痛

虎杖根（Tiger Stick），蓼科，又名假川七、土川七、紅三七、粉三七。台灣二千四百～三千八百公尺的山地，各高峰都可看到它的蹤跡。

自古以來，民間即以虎杖當作止痛劑。據說發新芽時在莖部會有像老虎般的斑點，秋天不像其他草木會木質化變的堅硬，中藥名「虎杖根」即是因此而來。

在山野、路邊、河邊生長、屬大型野草。初春所生長的莖呈中空、如竹筍般粗大，葉為蛋形，前端尖，春天到夏天會開白色或紅色的穗狀花。

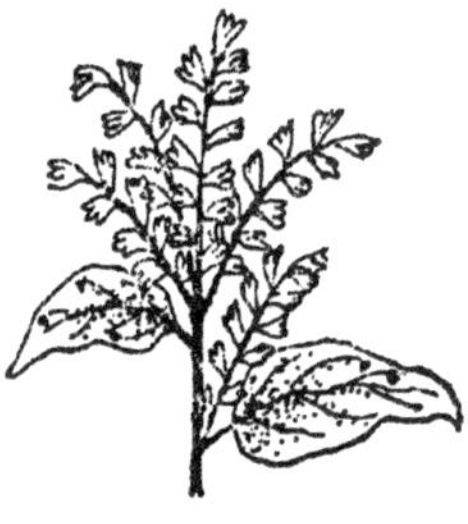

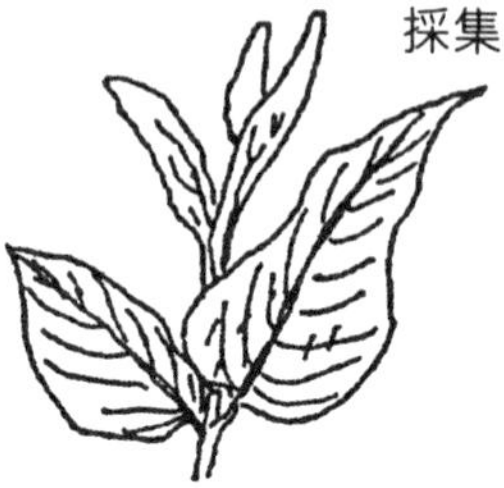

採集未開的葉

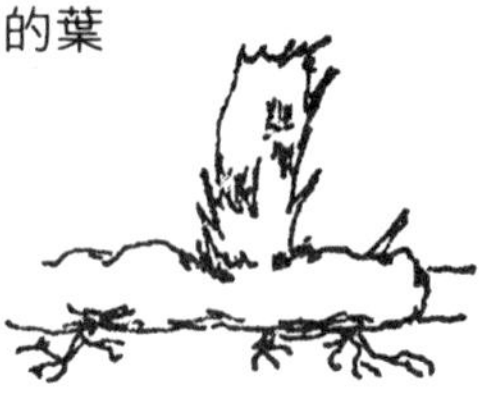

秋、冬採集根莖

【藥　效】

根和大黃成分相似，有溫和的瀉藥作用，此外，對婦科病或感冒、消化不良均具有治療效力。

根部在中藥中名為川七，將其浸於酒中飲用，能夠形血、鎮痛和解毒，主治跌打損傷，俗稱「活血丹」。

根、莖可以止咳、止夜尿症，亦為利尿、通經的特效藥，其他如治療燙傷也具有神奇效力。

葉有止血、止痛作用，果實對燙傷的治療有效。

【利用法】

在秋、冬地上的莖枯萎時，把根莖挖出，用水洗淨，將鬚根去掉，以陽光充分曬乾後貯藏起來。

使用時，一天取十公克、以三杯水煎成半量，分三次服用。可當溫和的瀉藥、對生理不順等婦科病、胃腸衰弱有效。把生的根、莖烤焦，直接服用，可治夜尿症。

生葉充分搓揉後，將葉汁塗在患部，對割傷有止血作用，亦可止痛、治燙傷。將果實、或乾燥的根做成粉末，拌以濾過的茶葉，以溫濕的布包綑，敷於患部，用繃帶固定，亦可止痛。

【食　用】

採集初春粗短的虎杖根，將皮剝掉，再撒上鹽稍微搓幾下，把它放在沸水中、待綠色變深後，置於冷水中烹調可當醋拌菜。可涼拌利用，或以鹽、醋醃後長期保存。

【採　集】

在春天採集末展開的葉、可當藥用，秋、冬則採根、莖、全草。

茵蔯蒿——喝酒過多時，可當作強肝劑。亦可治療黃疸症

茵蔯蒿（Artemisia capillaris Thunb），在各地河邊、海邊、砂地常見，為艾的一種，草高約三十至七十公分，屬菊科，為多年生草本植物。

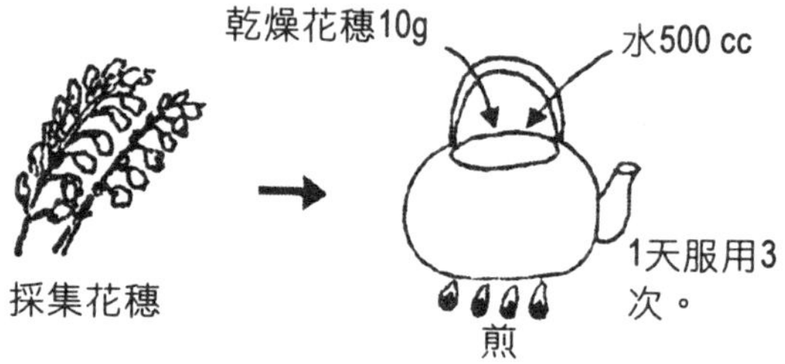

初春時，從根部生出葉子，有長柄，分裂後，葉前端呈白色絲棉狀。

夏、秋之際會開穗狀的淡黃色小花，然後結細小果實。冬天會長出結有棉毛、花瓣狀的根生葉，為其特徵。

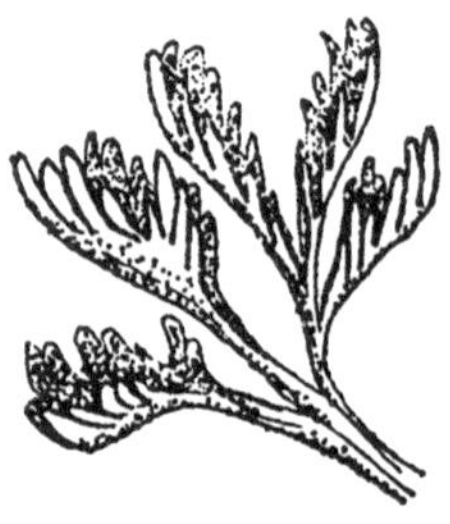

【藥　效】

在夏天所採集、穗狀集合的頭花花苞乾燥品，中藥叫「茵蔯蒿」。具有棉毛花瓣狀的根生葉乾燥品，中藥叫「綿茵蔯」，可治黃疸，當強肝劑。

在中國，主要被利用的是冬季花瓣狀的根生葉——「綿茵蔯」；在日本，則大部分利用花苞的乾燥品。

此外，亦具有強力的消炎、利尿、解熱作用，對膽囊或蕁麻疹也有效。

【利用法】

八、九月採集花穗，利用陽光照射使充分乾燥。將乾燥品十公克，加五百ｃｃ的水煎煮，一天服用三次，可解熱，治黃疸。長期服用可治療肝炎。

將紗布浸泡在煎汁中，做成溫濕布，敷在患部，可治白癬、頑癬。

取乾燥花穗二十公克，用五百ｃｃ的水煎煮服用，可治蕁蔴疹。

中國自古以來，常將冬季的葉取用十五公克、加五百ｃｃ的水煎煮後服用，來治療疾病。

【栽　培】

太肥沃的水壤，可能使草長的太高而倒下，所以要多加注意。若在院子中栽培，其他植物可能因其茂盛生長而被掩蓋；故可在需要時，到海邊、河丘處採集。採集時期在八月至九月。

接骨木——可治療人和動物的撞傷、扭傷

接骨木（Sambucus vacemosa Linn, Europeanred elder），忍冬科，葉、枝對脫臼、撞傷、骨折有效，所以叫「接骨木」，為生長在山中的落葉灌木、亦能栽培在院中，是藥草的一種。高三到五公尺，葉對生，枝容易折斷，把枝折斷後，裏面含有粗大的髓狀物。在春天開圓錐狀、深紅色小花，夏天會結紅色的小球果。

【藥　效】

藥用部分為枝、葉、花。葉有利尿作用，可消除腎臟病引起的浮腫；枝、葉有鎮痛作用，對扭傷、脫臼、撞傷、風濕、便秘都有效。

具發汗作用，可治感冒。其他對魚毒、水腫、胃脹氣等症狀都有效。

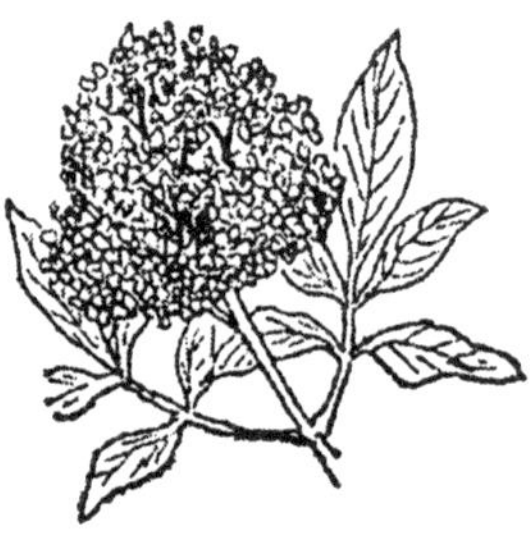

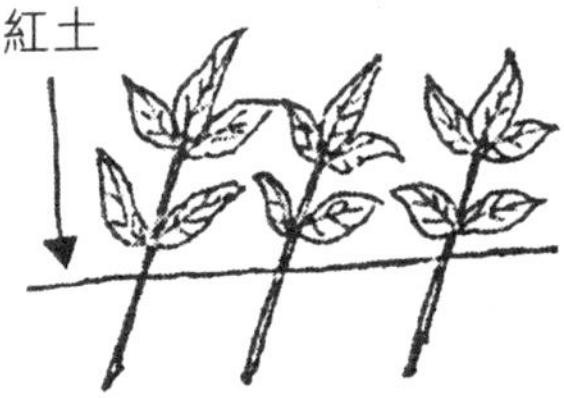

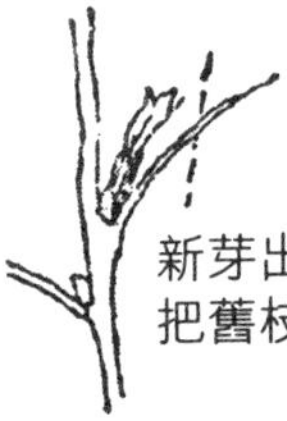

【利用法】

將陽光曝曬乾燥後的枝、葉共取十公克，用三百ｃｃ的水煎煮，把毛巾、紗布浸於煎汁後，貼置在扭傷、脫臼、撞傷、風濕痛的部位；一天敷用五次，即可減輕疼痛。不但對人有效，對貓、狗也同具效力。

煎汁中加入少量的米酒，用小火加熱後敷患部；或使用枝、葉當入浴劑入浴，二者效果和前段所敘述相同。煎汁濃縮後，會變成麥芽糖狀，此時塗抹患部，效果更大。

取十公克的葉以四百ｃｃ的水煎煮，一天分三次服用，對腎臟病、腳氣病引起的浮腫、水腫，以及胃脹氣有效。對河豚或青花魚所造成的中毒，取二十公克的葉煎服即可解毒。

把花苞或乾燥的花煎服，有發汗作用，可治感冒。

【食　用】

初春時，將枝節部分會長出嫩芽，可用來當作調拌菜或炒菜。用鹽醃過的嫩芽食用後，可治便秘。也可做成美味的下酒菜。

【栽　培】

在梅雨時期，把枝端的初生芽剪下，在院子中插條，最好選擇紅土栽培。秋天移植盆中，可發現根部出現側芽，隔年即可長出新芽，此時可以把舊枝去掉，使它加速成長。

延命草——有苦味、經證明對胃痛、胃痙攣有效

延命草（Rabdosia taiwanensis (Masarn) Hara），唇形科，別名台灣延命草、台灣香茶菜、毛果延命草。

生長在日照良好的山地原野上，屬多年生草本植物。草高可達人身高的長度。

莖呈四角形直上逆生，覆有短毛；葉對生，前端尖，略呈蛋形，葉邊緣有鋸齒。

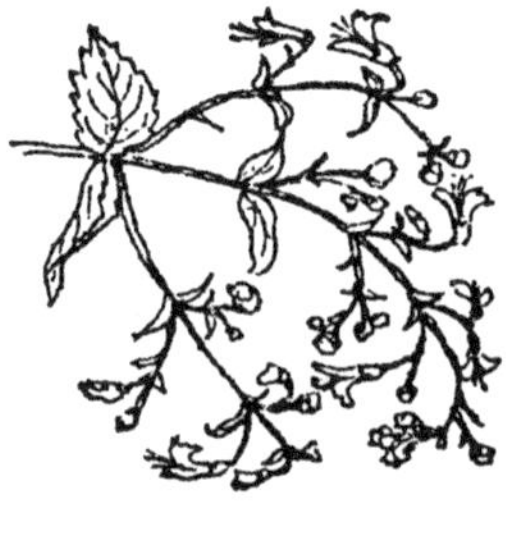

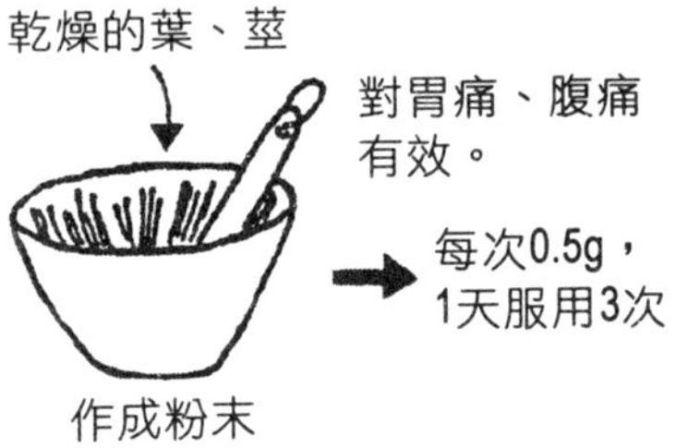
乾燥的葉、莖
對胃痛、腹痛有效。
每次0.5g，1天服用3次
作成粉末

秋天時，會在莖頂端盛開許多淡紫色的穗狀花。其特徵是莖、葉俱帶苦味。

【藥　效】

葉、莖部分味苦，可以當作苦味健胃藥，對胃酸過多症、胃痙攣、食慾不振、消化不良、腹痛等疾病均有效。

在同類中，也有苦味較小者；苦味小，則藥效減少。

【利用法】

在七、八月左右，花開之前採集葉、莖，經陽光曝曬乾燥後，把接近根部的莖切去。

取乾燥的莖、葉十五公克，用四百cc的水煎煮，一天分三次服用，具有健胃作用，可治腹痛、食慾不振、胃酸過多等疾病，對治療夏天中暑的效果也很大。

取同量的根、混和羊蹄，以四百cc的水煎煮服用，可治胃痙攣。

把乾燥的葉、莖用研缽磨成粉末後，可長期保存，對治療旅行各地因水土不服引起的胃病非常有效。

使用粉末，一次用量約〇・五公克，一天頂多服用三次。

【栽培】

在梅雨期到夏季之間，選擇陽光照射良好的地方插條栽培。如果用種籽繁殖，就在十月播種。生命力強，澆水後過一年即可發芽。

連錢草——治療小兒疳積的特效藥

連錢草（Glechoma lougituba (Nakai) kupr），又名活血丹、金錢草。唇形科，生長在各地的原野中，為蔓性多年生草本植物。

葉經搓揉後，可產生和薄荷相似的香味；莖呈方形，有毛，高約十～二十公分，具匍匐莖。葉對生，

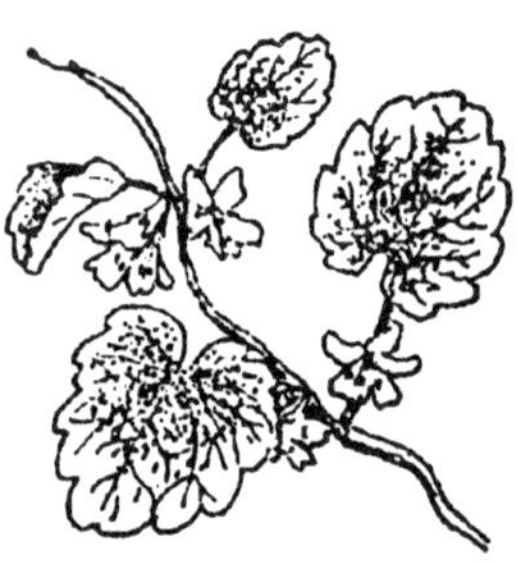

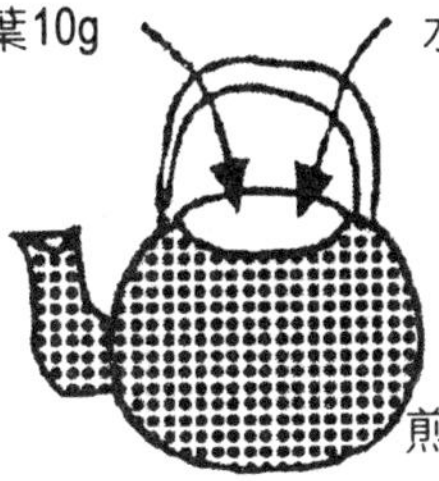

呈腎形或心形，邊緣有鋸齒。初春開淡紅色的花，花謝之後，蔓性的莖匐伏在地上繁殖。

【藥　效】

蔓、莖、葉均具藥效，除了治療小兒疳積、亦具鎮靜、利尿作用。

自古以來，據說亦為治結石的特效藥。

此外，對感冒、止咳有效，亦可促進生長。在歐洲，民間將莖葉煎汁加蜂蜜，當藥草使用。

生葉可治白癬等皮膚病。

【利用法】

五月開花時，將全草從根部拔起，在日蔭處曬乾即可取用。

將此乾燥品切成一公分食用，可治小兒疳積、抽筋、止咳、止血。取乾的莖葉十公克，加五百ｃｃ的水煎煮成半量，分九次服用，療效和前者相同。其味稍具苦澀，可加甘味後食用。

二十公克的莖葉加五百ｃｃ的水煎煮，可治療慢性感冒、支氣管炎，長期服用可促進生長。

生葉擠汁塗在患部，可治白癬、頑癬。乾燥的葉莖，放在紙袋中，能保存很長的時間。

【其　他】

乾燥的莖葉可當入浴劑使用。

車前草——治療慢性下痢、胃腸衰弱有效

車前草（**Plantago asiatica L.**），車前科，在民房附近、田邊、河邊、都可自生的多年生草本植物。

在根的部份會直接長出許多長柄的、有褶的橢圓形葉片，波形緣，一株可長出好幾支花莖。在夏天，會在

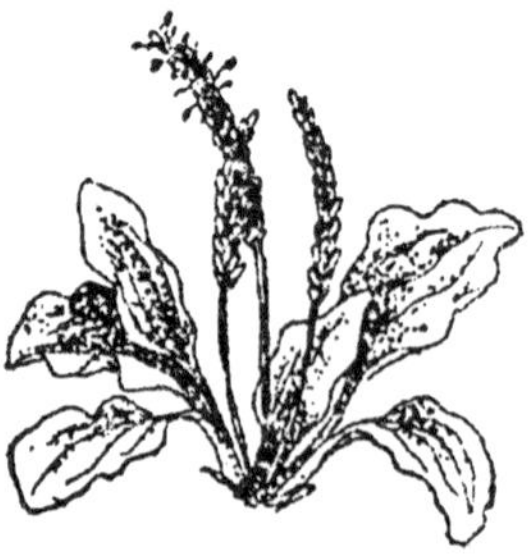

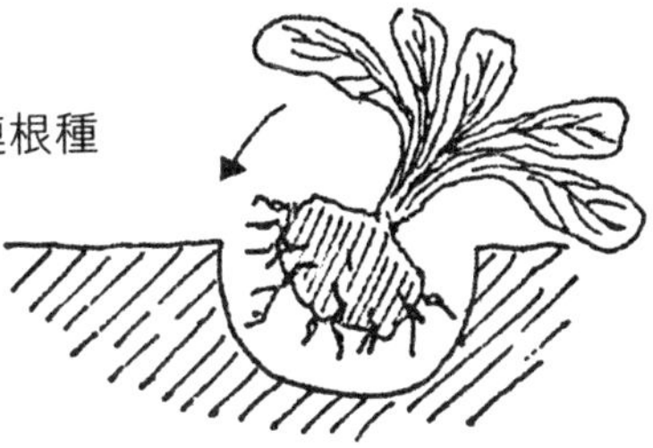

莖的頂端結很多不引人注目的穗狀白色小花。在秋天，果實成熟後，種籽會迸裂出來，黏住人們的衣服。蒴果橢圓形，種子黑竭色，稱為車前子，供藥用。

【藥　效】

種籽和全草均有藥效。種籽可當止咳藥，全草可以止血、對治頭痛、心臟病、膀胱炎有效。

除此之外，生葉可治療牙痛、聲音嘶啞、腫瘤等。

【利用法】

止咳時，將二公克的種籽，直接服用即可。要採集種籽，需等到秋天果實成熟之後，用手搓揉吹氣、只留下種籽，即可收存貯藏。

全草的使用是在夏天茂盛生長時，將整株連根採集。將附著在上面的砂土洗淨，乾燥後，取約四、五公克以一杯水來煎煮，趁熱喝，對治療慢性下痢和胃腸衰弱有效。

若將煎汁放冷，大約與人的體溫相同時取用，對陰部疼、癢有效。

把全草十公克煎煮，當茶每天服用，可治腳氣病、氣喘、利尿解熱；將生葉用小火烤，貼在患部，可治腫瘤；生葉汁加水沖淡、當漱口藥利用，治聲音嘶啞；用鹽搓揉生葉，以牙咬住，可減輕牙痛。

【栽 培】

把整株車前草連根採取，種在容器中或院子角落即可繁殖；若想用種籽栽培，在初秋播籽，隔年春天就會發芽。

鴨跖草——葉、莖可治腎臟病及消除腫瘤

鴨跖草（Commelina communis L.），又名菉。一年生草本植物，葉兩列互生，卵披形，先端尖，基部楔形。

和青芋葉一樣，葉端有小孔，會出現露水。自古

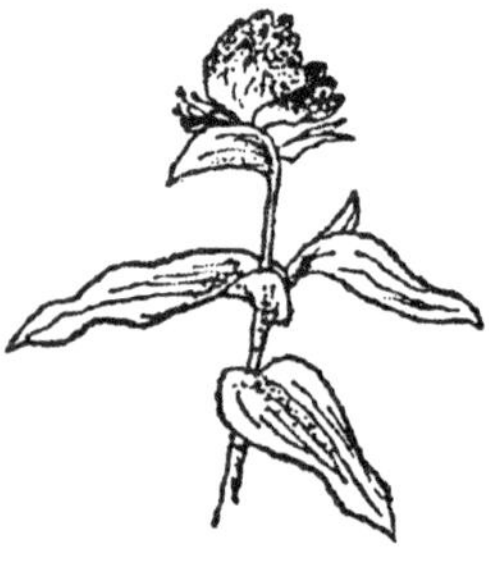

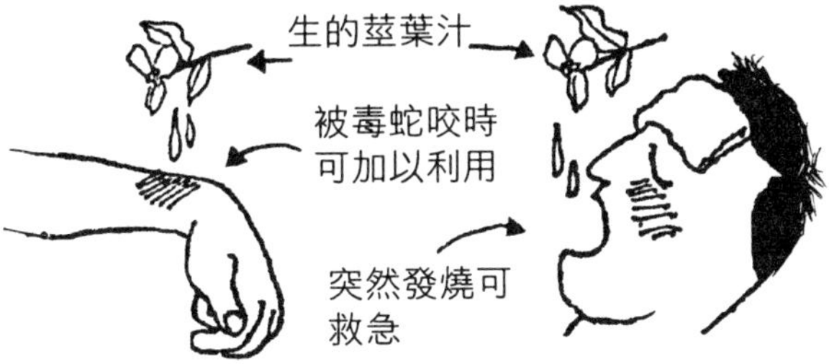
生的莖葉汁
被毒蛇咬時
可加以利用
突然發燒可
救急

以來，即使用花擠出的生汁當作燃料。

草高約三十公分左右，葉子和竹相似，夏天開藍色的花，花期只有一天，到黃昏就會枯萎。

【藥　效】

把莖、葉陰乾，能治腎臟浮腫和膀胱炎、風濕病、有解熱和利尿作用。生葉或生莖的汁可消除喉嚨痛。

花的生汁可排毒、治療嬰兒發生在頭、臉部分的皮膚病。被蛇咬傷時，亦可敷於患部治療。

【利用法】

把乾燥的莖取用一公克，用三、四杯的水煎煮，一天分三次服用，可解熱和扁桃腺引起的喉嚨痛。用生莖葉擠出的汁，服用效果和前者相同，對突然發生疾病的病人（如高燒）最為方便。

取乾燥的莖、葉十公克，加車前十公克，一起煎煮服用，可治腎臟病；取用二十公克乾燥的莖、葉煎煮服用，對治療膀胱炎、腫瘤、風濕等疾病效果最大。

生的莖、葉用研缽磨碎，弄成生汁服用，可當作預防癌症的良藥。此外，遭蛇咬或毒蟲咬傷時，把生葉弄碎，或將花的生汁塗在傷口，就能止痛。

郊遊、露營時，這種草非常好用；其他如直接服用花的生汁，可去幼兒胎毒。

【食 用】

將莖、葉上端柔軟的部份燙過之後，用冷水沖，可作汆燙菜、涼拌菜、醋拌菜等，也可用以煮、炒，當下酒菜，可做火鍋用青菜、麵類的香辛佐料。

鼠麴草——可止咳、治疥瘡、皮膚病

鼠麴草（*Gnaphalium affine* D. Don），又名清明草，是春天的七草之一，生長在田邊或田間小道。二年生草本植物。草高約三十公分，全株披覆白毛，

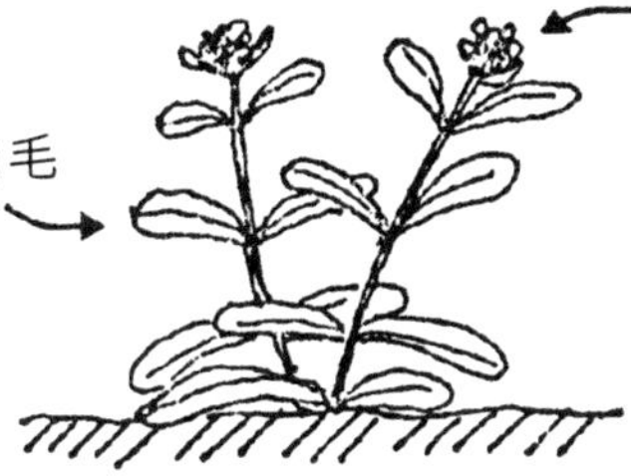

呈淡青綠色，莖葉互生、宛如匙狀。一根可生出好幾支莖，四月在莖頂端會開黃色小花。

【藥　效】

莖、葉所含的固醇黃體物成分，可治感冒、止痰，對百日咳、氣喘有效。

對白癬、頑癬、疥瘡等皮膚病也有效。

【利用法】

使用春天開花後的莖、葉。陰乾後，取約十五公克加二杯水煎煮服用，可治氣喘、感冒、止咳、去痰。以同量的莖、葉用平底鍋炒焦後作成粉末，加少量的辣椒、蔴油或植物油，貼於患部，可治頑癬、白癬等皮膚病。

【食　用】

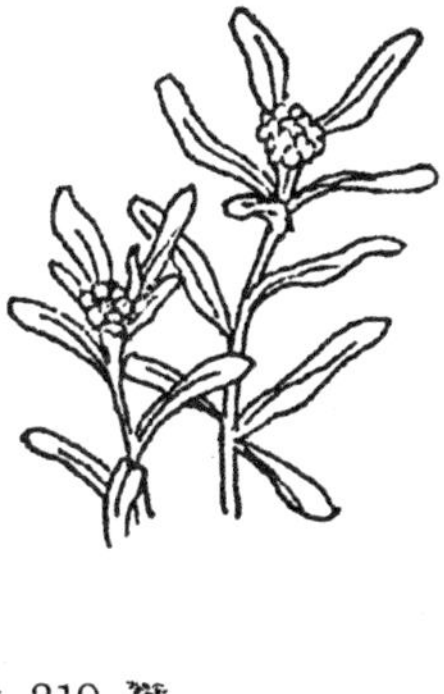

具苦味，需用滾水燙過、等冷卻後即可食用。可作煮粥的材料，也可當油炸食品。

燙過以後的莖、葉經鹽水浸泡後，可以用來做草糕食用。

【採　集】

雖然是春天的七草之一，可是這種藥草不容易找到。注意其莖頂上開有白色小花，全株覆有白毛，呈淡青綠色的特徵，可在春天郊遊時，慢慢尋找。

野薔薇——果實可作強力瀉劑，花對治療婦科病有效

野薔薇（Rosa multiflora Thunb），又名薔薇刺花、多樣薔薇。生長在各地山野、砂地、路邊、日照良好的地方，為薔薇科的落葉灌木。

高一至二公尺，延引如蔓，羽狀複葉，似薔薇，枝上長有銳利的刺，葉呈橢圓形、細小，邊緣有鋸齒，且

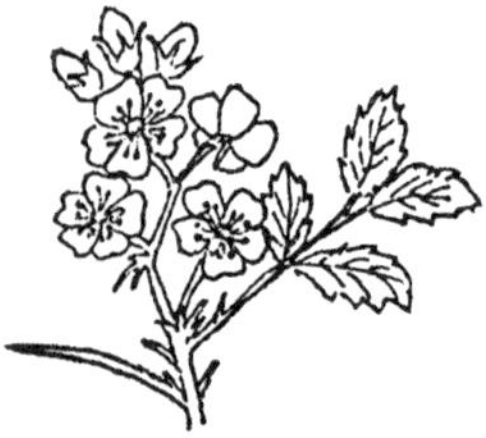

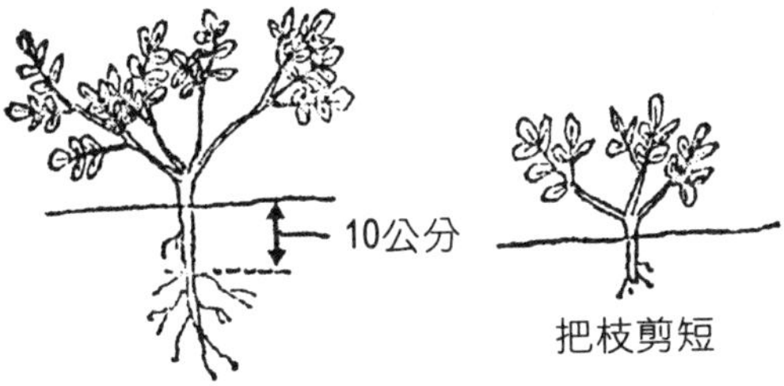

為互生。

七月在枝端會開白色或淡紅色的五瓣花，帶有香氣。秋天結紅紫色的球形果實。

種類雖有數種之多，同樣會結紅色果實。

【藥　效】

秋天成熟的紅色果實乾燥後，中藥叫「營實」，可當瀉劑使用。

因藥性強，一次不要服用過多。剛開始少量使用，如果身體沒有出現顯著的狀況，或過度反應，才可慢慢增加用量。

此外，亦有利尿作用，白色的花對冷虛症、便秘、婦科病有效。

【利用法】

十一月到一月間採集果實。果實在葉片枯萎後，仍然懸掛枝上，所以採集非常容易。採收後，放在陽光下曝曬使其乾燥，作成「營實」，一天約取五、六粒，以一杯水煎煮成半量；分二次使用，可治療嚴重的夜尿症，一天服用，可開胃、促進飲食量。

和二公克甘草一起煎煮，這種煎汁對治腎臟病有效。取白色的花五、六朵，用二杯水煎煮服用，對於婦科病有效。

【食 用】

果實味酸、含有豐富的維他命C，生吃可預防感冒。

【栽 培】

初夏採集。野薔薇的根很粗，深深附著於土中，所以不易整株連根拔起。要從地上一公分處，慢慢往下挖，取出時將鬚根去掉，移植在庭院中日照良好的地方。此時要將枝剪短、修剪葉片，隔年七月才會開花。

珊瑚菜——根可當健胃劑，也有防止中風的作用

珊瑚菜（Glehnia littoralis Schmidt ex Miq.），又名濱防風。分散在全國各處海邊、及海邊砂地。屬繖形科，為海岸多年生草本植物。葉有光澤，呈黃綠色。

初春時期，會在砂地上長出一、二片葉，初夏時生出短而粗的莖，莖上會長出密集而小型的花。

根類似牛蒡，深深的直入砂中，長的甚至超過一公尺。

整株為黃褐色，有很多疣隆起，摸起來的感覺好像棉花。

【藥　效】

其乾燥後的中藥名叫「濱防風」，可當健胃、強壯的良藥。

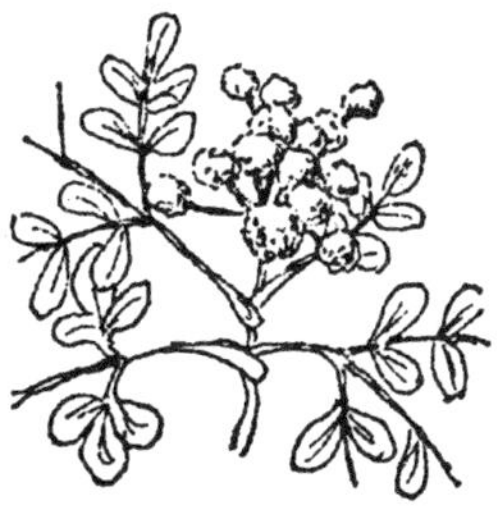

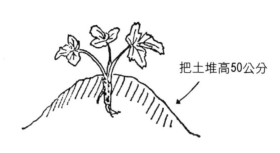

「防風」是防止中風，或防止感冒的意思。有化汗作用，做為防止腦充血，或頭痛的解熱劑都有很大的藥效。

在中藥方面，可作為治療肥胖症、便秘、腎臟病、糖尿病、動脈硬化的「防風通聖散」，對精通中醫的人來說，是一種相當熟悉的藥草。

【利用法】

要在葉尚未枯萎的八、九月採集根，因為容易發霉，要吊在屋簷下陰乾之後，再置於太陽下曝曬。

感冒時，取乾燥的根十公克，以四百ｃｃ的水煎煮，一天分三次溫服；這煎汁也可防止中風，有強化、健胃的效用。乾燥的根當作入浴劑使用，可熱身。

【食　用】

在初春，葉柄可做涼麵的香辛佐料，或作生魚片的配菜生吃。在水中浸泡一天，撒在肉上就可食用。

沾沙拉醬、美乃滋、醋、味噌等佐料生吃，味道極鮮美。

過了初春時期，取葉或葉柄在滾水中燙一下當作涼拌菜或味噌湯佐料，風味亦佳。

【栽　培】

把苗種在排水良好的砂地土壤，若把土堆至五十公分高，就極易生長。

烏蘞莓——可治疙瘩、腫瘤、皮膚病

烏蘞莓（Cayratia japonica Gagnep；tree bine），又稱虎葛、五爪龍。繁殖力很強，不管在院子、田園、草原、路邊任何地方都可以發現。

初夏會長出新葉，長度可能達到三至五公尺，屬葡萄科，為多年生半木質藤本植物。葉子五片、五片聚在

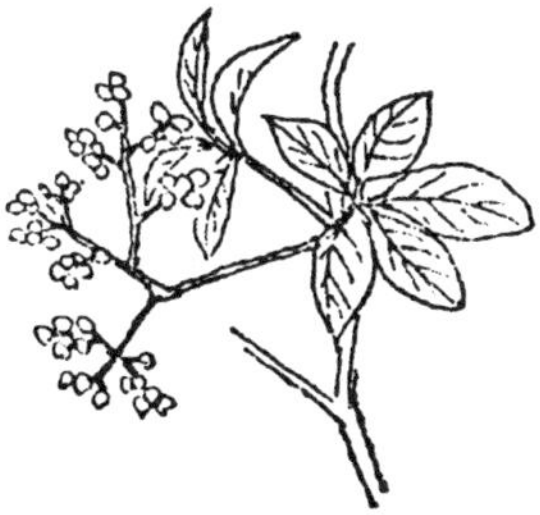

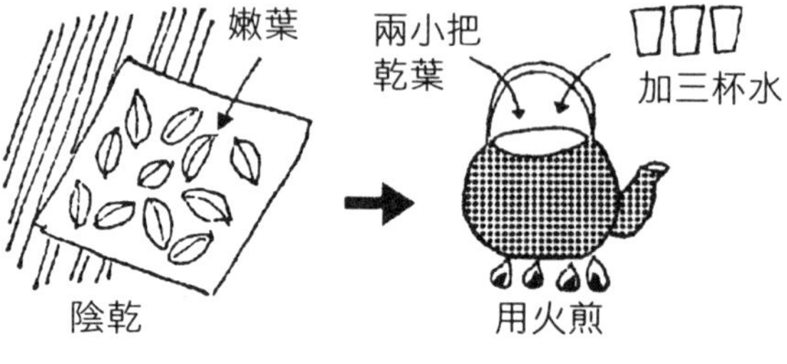

一起，宛如鳥足狀，稍長的葉有長柄，中央很大。形狀呈狹長蛋形，邊緣呈鈍鋸齒狀。夏季開花，花綠白色。

【藥　效】

根、葉部分均具藥效，葉能止神經痛，對腫瘤、疙瘩等疾病有效。

此外，被毒蟲咬傷時，葉具有止痛，消腫的作用。某些地區，民眾也取來作河豚中毒患者的緊急處置。根可治療毒蟲咬傷、腫瘤，並含化毒、解熱功能，對撞傷、扭傷、風濕病都有效。

【利用法】

春天到初夏之際採集嫩葉，陰乾後使用。取乾燥的嫩葉二把，用三杯水煎煮，一天分三次服用，可治療神經痛。

把夏天生長茂盛的葉採集後，經陽光曝曬乾燥之後煎服，可治疙瘩，腫瘤。

因毒蟲叮咬產生的痛或浮腫，可直接以生葉汁塗抹患部。

把生根磨碎後，加少量的醋，麵粉一起攪拌，塗在患部，可減輕撞傷、扭傷、風濕病所產生的疼痛。將磨碎物的黏汁，塗在患部，可治蟲咬。

【食　用】

初夏到夏天時，把稍長的新芽，泡在冷水中，可當涼拌菜、氽燙菜、炒菜使用。

雖然並不很有名，但為一種相當容易獲得的山菜，味道鮮美，利用價值頗高。

紫花地丁——根治失眠，葉為治撞傷的特效藥

紫花地丁（Viola mandshurica W. Becker），多年生草本，是春天中最可愛的花草，常受到女性歡迎。

從根部生出高十五公分的花莖，不分株，莖會自行分成好幾株，每株開一朵花，花大部份為紫色，也有白色。

【藥　效】

種類有四十多種，有的生長在日照良好地方，有的生長在濕氣多的地方，有的生長在半日陰之地。雖然種類、生長、成熟時期不同，但藥效都一樣。

根部治便秘、失眠和惡性腫瘤有效，全草可治關節炎、口腔發炎、凍傷，生葉對治撞傷、腫瘤有效。

【利用法】

在夏季，把全草挖起，以陽光充分曝曬乾燥後，取根約二公克、用三杯水煎服，可治便秘、失眠。

取全草十公克，用兩杯水煎煮，作漱口藥可治口腔發炎。把煎汁濃縮液製成溫濕布敷在患部，可治關節炎。

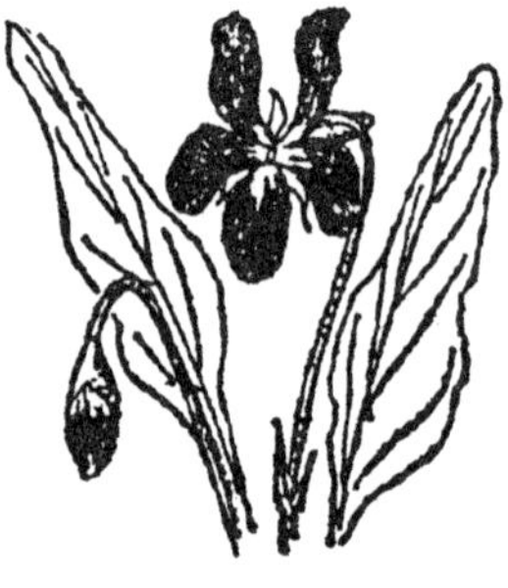

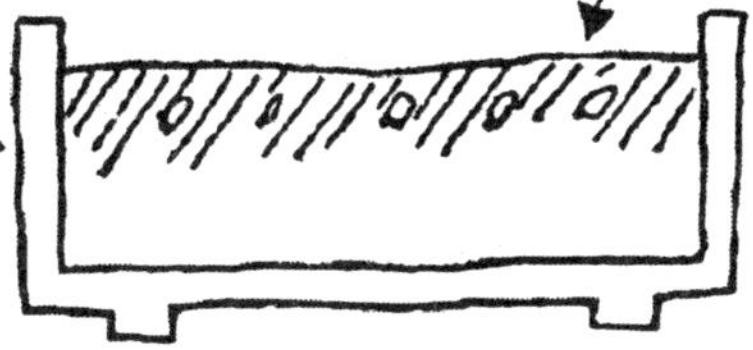

搓揉生葉，並加入少許鹽後，將葉貼在患部，可治療撞傷、腰痛、肩膀僵硬。貼生葉，或把葉莖的綠汁塗在患部，可治療腫瘤。

【食　用】

花、葉、嫩花苞燙過之後，可做汆燙菜、涼拌菜，生花可做沙拉或湯的配料。亦可做醋拌菜、油炸食品。用鹽漬可長期保存。

【栽　培】

紫花地丁有的喜歡日照良好之地、有的喜歡潮濕的環境。不易移植，用種籽栽培較容易，喜歡酸性土；若種在院中，可能對其他植物造成影響，適合種在盆子或箱中。

牻牛兒苗——具止瀉、健胃、整腸等功用

牻牛兒苗（Geranium nepalense Sweet var. thunbergii），在全國各地均可看到，為多年生草本植物。莖不會朝上生長，而向橫面擴大、從各節生出根。草高約四十公分左右，葉對生，在葉和莖的表面有細毛，嫩葉有暗紅色斑點。初夏到秋天之間，會開紅紫色的五瓣花，花謝後結實，果實成熟後迸裂，種籽即飛灑出來。

【藥　效】

莖、葉均含丹寧，或粟精成分，有止瀉、利尿作用和防止糜爛的效果。

自古以來，即以止瀉有名，其他如婦科病、腰痛、胃潰瘍都可治療，亦可作為健胃、整腸劑。可促進身體強壯。

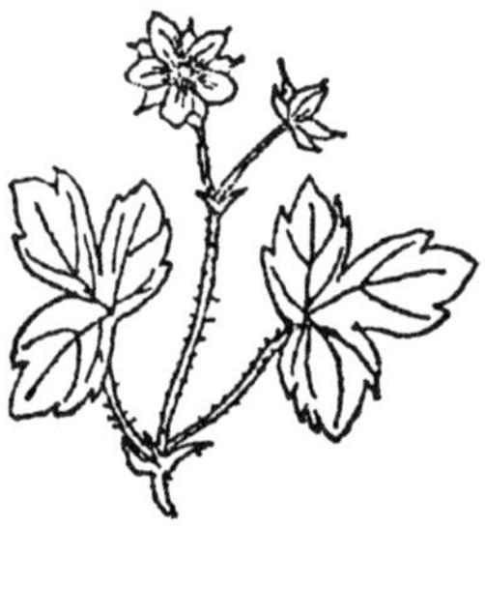

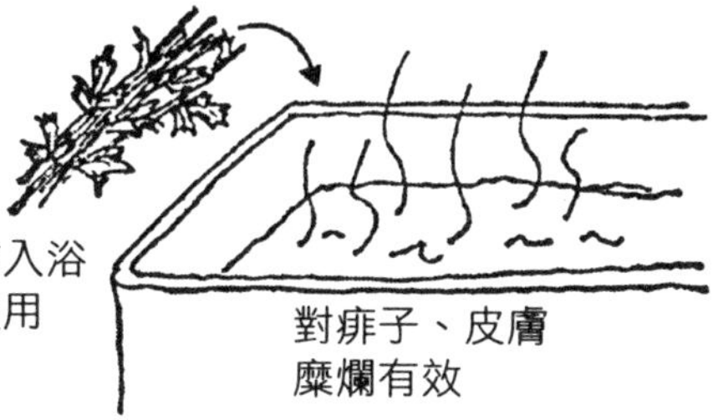

【利用法】

有兩種說法：一種是八、九月開花前採集，將莖、葉經陽光曝曬乾燥後取用；另一說法是在立秋前十八天的丑日採集較好，因此時葉的生長最為茂盛，也較易乾燥。

取乾燥後的莖、葉二十公克，用五百cc的水煎煮，一天分三次趁熱服用，可止瀉；當茶飲用，有利尿功能。對婦科病、健胃、整腸，亦有特別效果。

加水煮開、放冷，在餐前服用，可治療便秘。將煎汁加上蘋果汁或黃柏煎汁服用，據說可治大腸炎。

濃縮的煎汁可治療膀胱炎，把莖、葉當作入浴劑使用可治痱子，或防止皮膚糜爛。

【栽　培】

在日照良好的地方採集，因為生命力強，所以繁殖容易。

附子的外表和牻牛兒苗相似，含毒性，故採集時要特別小心。附子的莖直立，全株無毛，為其特徵。

・象棋輕鬆學・品冠編號 69

1.	象棋開局精要	方長勤審校	280 元
2.	象棋中局薈萃	言穆江著	280 元
3.	象棋殘局精粹	黃大昌著	280 元
4.	象棋精巧短局	石鏞、石煉編著	280 元

・生活廣場・品冠編號 61

1.	366 天誕生星	李芳黛譯	280 元
2.	366 天誕生花與誕生石	李芳黛譯	280 元
3.	科學命相	淺野八郎著	220 元
4.	已知的他界科學	陳蒼杰譯	220 元
5.	開拓未來的他界科學	陳蒼杰譯	220 元
6.	世紀末變態心理犯罪檔案	沈永嘉譯	240 元
7.	366 天開運年鑑	林廷宇編著	230 元
8.	色彩學與你	野村順一著	230 元
9.	科學手相	淺野八郎著	230 元
10.	你也能成為戀愛高手	柯富陽編著	220 元
12.	動物測驗—人性現形	淺野八郎著	200 元
13.	愛情、幸福完全自測	淺野八郎著	200 元
14.	輕鬆攻佔女性	趙奕世編著	230 元
15.	解讀命運密碼	郭宗德著	200 元
16.	由客家了解亞洲	高木桂藏著	220 元

・血型系列・品冠編號 611

1.	A 血型與十二生肖	萬年青主編	180 元
2.	B 血型與十二生肖	萬年青主編	180 元
3.	0 血型與十二生肖	萬年青主編	180 元
4.	AB 血型與十二生肖	萬年青主編	180 元
5.	血型與十二星座	許淑瑛編著	230 元

・女醫師系列・品冠編號 62

1.	子宮內膜症	國府田清子著	200 元
2.	子宮肌瘤	黑島淳子著	200 元
3.	上班女性的壓力症候群	池下育子著	200 元
4.	漏尿、尿失禁	中田真木著	200 元
5.	高齡生產	大鷹美子著	200 元
6.	子宮癌	上坊敏子著	200 元
7.	避孕	早乙女智子著	200 元
8.	不孕症	中村春根著	200 元
9.	生理痛與生理不順	堀口雅子著	200 元

10. 更年期　野末悅子著　200元

・傳統民俗療法・品冠編號 63

1. 神奇刀療法　潘文雄著　200元
2. 神奇拍打療法　安在峰著　200元
3. 神奇拔罐療法　安在峰著　200元
4. 神奇艾灸療法　安在峰著　200元
5. 神奇貼敷療法　安在峰著　200元
6. 神奇薰洗療法　安在峰著　200元
7. 神奇耳穴療法　安在峰著　200元
8. 神奇指針療法　安在峰著　200元
9. 神奇藥酒療法　安在峰著　200元
10. 神奇藥茶療法　安在峰著　200元
11. 神奇推拿療法　張貴荷著　200元
12. 神奇止痛療法　漆 浩 著　200元
13. 神奇天然藥食物療法　李琳編著　200元
14. 神奇新穴療法　吳德華編著　200元
15. 神奇小針刀療法　韋丹主編　200元
16. 神奇刮痧療法　童佼寅主編　200元
17. 神奇氣功療法　陳坤編著　200元

・常見病藥膳調養叢書・品冠編號 631

1. 脂肪肝四季飲食　蕭守貴著　200元
2. 高血壓四季飲食　秦玖剛著　200元
3. 慢性腎炎四季飲食　魏從強著　200元
4. 高脂血症四季飲食　薛輝著　200元
5. 慢性胃炎四季飲食　馬秉祥著　200元
6. 糖尿病四季飲食　王耀獻著　200元
7. 癌症四季飲食　李忠著　200元
8. 痛風四季飲食　魯焰主編　200元
9. 肝炎四季飲食　王虹等著　200元
10. 肥胖症四季飲食　李偉等著　200元
11. 膽囊炎、膽石症四季飲食　謝春娥著　200元

・彩色圖解保健・品冠編號 64

1. 瘦身　主婦之友社　300元
2. 腰痛　主婦之友社　300元
3. 肩膀痠痛　主婦之友社　300元
4. 腰、膝、腳的疼痛　主婦之友社　300元
5. 壓力、精神疲勞　主婦之友社　300元
6. 眼睛疲勞、視力減退　主婦之友社　300元

・休閒保健叢書・品冠編號 641

1.	瘦身保健按摩術	聞慶漢主編	200 元
2.	顏面美容保健按摩術	聞慶漢主編	200 元
3.	足部保健按摩術	聞慶漢主編	200 元
4.	養生保健按摩術	聞慶漢主編	280 元
5.	頭部穴道保健術	柯富陽主編	180 元
6.	健身醫療運動處方	鄭寶田主編	230 元
7.	實用美容美體點穴術＋VCD	李芬莉主編	350 元

・心 想 事 成・品冠編號 65

1.	魔法愛情點心	結城莫拉著	120 元
2.	可愛手工飾品	結城莫拉著	120 元
3.	可愛打扮 & 髮型	結城莫拉著	120 元
4.	撲克牌算命	結城莫拉著	120 元

・健康新視野・品冠編號 651

1.	怎樣讓孩子遠離意外傷害	高溥超等主編	230 元
2.	使孩子聰明的鹼性食品	高溥超等主編	230 元
3.	食物中的降糖藥	高溥超等主編	230 元

・少 年 偵 探・品冠編號 66

1.	怪盜二十面相	（精）	江戶川亂步著	特價 189 元
2.	少年偵探團	（精）	江戶川亂步著	特價 189 元
3.	妖怪博士	（精）	江戶川亂步著	特價 189 元
4.	大金塊	（精）	江戶川亂步著	特價 230 元
5.	青銅魔人	（精）	江戶川亂步著	特價 230 元
6.	地底魔術王	（精）	江戶川亂步著	特價 230 元
7.	透明怪人	（精）	江戶川亂步著	特價 230 元
8.	怪人四十面相	（精）	江戶川亂步著	特價 230 元
9.	宇宙怪人	（精）	江戶川亂步著	特價 230 元
10.	恐怖的鐵塔王國	（精）	江戶川亂步著	特價 230 元
11.	灰色巨人	（精）	江戶川亂步著	特價 230 元
12.	海底魔術師	（精）	江戶川亂步著	特價 230 元
13.	黃金豹	（精）	江戶川亂步著	特價 230 元
14.	魔法博士	（精）	江戶川亂步著	特價 230 元
15.	馬戲怪人	（精）	江戶川亂步著	特價 230 元
16.	魔人銅鑼	（精）	江戶川亂步著	特價 230 元
17.	魔法人偶	（精）	江戶川亂步著	特價 230 元
18.	奇面城的秘密	（精）	江戶川亂步著	特價 230 元
19.	夜光人	（精）	江戶川亂步著	特價 230 元

20. 塔上的魔術師	（精）	江戶川亂步著	特價 230 元
21. 鐵人Q	（精）	江戶川亂步著	特價 230 元
22. 假面恐怖王	（精）	江戶川亂步著	特價 230 元
23. 電人M	（精）	江戶川亂步著	特價 230 元
24. 二十面相的詛咒	（精）	江戶川亂步著	特價 230 元
25. 飛天二十面相	（精）	江戶川亂步著	特價 230 元
26. 黃金怪獸	（精）	江戶川亂步著	特價 230 元

・武 術 特 輯・大展編號 10

1. 陳式太極拳入門	馮志強編著	180 元
2. 武式太極拳	郝少如編著	200 元
3. 中國跆拳道實戰 100 例	岳維傳著	220 元
4. 教門長拳	蕭京凌編著	150 元
5. 跆拳道	蕭京凌編譯	180 元
6. 正傳合氣道	程曉鈴譯	200 元
7. 實用雙節棍	吳志勇編著	200 元
8. 格鬥空手道	鄭旭旭編著	200 元
9. 實用跆拳道	陳國榮編著	200 元
10. 武術初學指南	李文英、解守德編著	250 元
11. 泰國拳	陳國榮著	180 元
12. 中國式摔跤	黃　斌編著	180 元
13. 太極劍入門	李德印編著	180 元
14. 太極拳運動	運動司編	250 元
15. 太極拳譜	清・王宗岳等著	280 元
16. 散手初學	冷　峰編著	200 元
17. 南拳	朱瑞琪編著	180 元
18. 吳式太極劍	王培生著	200 元
19. 太極拳健身與技擊	王培生著	250 元
20. 秘傳武當八卦掌	狄兆龍著	250 元
21. 太極拳論譚	沈　壽著	250 元
22. 陳式太極拳技擊法	馬　虹著	250 元
23. 二十四式 三十二式 太極 拳 劍	闞桂香著	180 元
24. 楊式秘傳 129 式太極長拳	張楚全著	280 元
25. 楊式太極拳架詳解	林炳堯著	280 元
26. 華佗五禽劍	劉時榮著	180 元
27. 太極拳基礎講座：基本功與簡化 24 式	李德印著	250 元
28. 武式太極拳精華	薛乃印著	200 元
29. 陳式太極拳拳理闡微	馬　虹著	350 元
30. 陳式太極拳體用全書	馬　虹著	400 元
31. 張三豐太極拳	陳占奎著	200 元
32. 中國太極推手	張　山主編	300 元
33. 48 式太極拳入門	門惠豐編著	220 元
34. 太極拳奇人奇功	嚴翰秀編著	250 元

35. 心意門秘籍	李新民編著	220 元
36. 三才門乾坤戊己功	王培生編著	220 元
37. 武式太極劍精華＋VCD	薛乃印編著	350 元
38. 楊式太極拳	傅鐘文演述	200 元
39. 陳式太極拳、劍 36 式	闞桂香編著	250 元
40. 正宗武式太極拳	薛乃印著	220 元
41. 杜元化＜太極拳正宗＞考析	王海洲等著	300 元
42. ＜珍貴版＞陳式太極拳	沈家楨著	280 元
43. 24 式太極拳＋VCD	中國國家體育總局著	350 元
44. 太極推手絕技	安在峰編著	250 元
45. 孫祿堂武學錄	孫祿堂著	300 元
46. ＜珍貴本＞陳式太極拳精選	馮志強著	280 元
47. 武當趙堡太極拳小架	鄭悟清傳授	250 元
48. 太極拳習練知識問答	邱丕相主編	220 元
49. 八法拳 八法槍	武世俊著	220 元
50. 地趟拳＋VCD	張憲政著	350 元
51. 四十八式太極拳＋DVD	楊 靜演示	400 元
52. 三十二式太極劍＋VCD	楊 靜演示	300 元
53. 隨曲就伸 中國太極拳名家對話錄	余功保著	300 元
54. 陳式太極拳五功八法十三勢	闞桂香著	200 元
55. 六合螳螂拳	劉敬儒等著	280 元
56. 古本新探華佗五禽戲	劉時榮編著	180 元
57. 陳式太極拳養生功＋VCD	陳正雷著	350 元
58. 中國循經太極拳二十四式教程	李兆生著	300 元
59. ＜珍貴本＞太極拳研究	唐豪・顧留馨著	250 元
60. 武當三豐太極拳	劉嗣傳著	300 元
61. 楊式太極拳體用圖解	崔仲三編著	400 元
62. 太極十三刀	張耀忠編著	230 元
63. 和式太極拳譜＋VCD	和有祿編著	450 元
64. 太極內功養生術	關永年著	300 元
65. 養生太極推手	黃康輝編著	280 元
66. 太極推手祕傳	安在峰編著	300 元
67. 楊少侯太極拳用架真詮	李璉編著	280 元
68. 細說陰陽相濟的太極拳	林冠澄著	350 元
69. 太極內功解祕	祝大彤編著	280 元
70. 簡易太極拳健身功	王建華著	180 元
71. 楊氏太極拳真傳	趙斌等著	380 元
72. 李子鳴傳梁式直趟八卦六十四散手掌	張全亮編著	200 元
73. 炮捶 陳式太極拳第二路	顧留馨著	330 元
74. 太極推手技擊傳真	王鳳鳴編著	300 元
75. 傳統五十八式太極劍	張楚全編著	200 元
76. 新編太極拳對練	曾乃梁編著	280 元
77. 意拳拳學	王薌齋創始	280 元
78. 心意拳練功竅要	馬琳璋著	300 元

79.	形意拳搏擊的理與法	買正虎編著	300 元
80.	拳道功法學	李玉柱編著	300 元
81.	精編陳式太極拳拳劍刀	武世俊編著	300 元
82.	現代散打	梁亞東編著	200 元
83.	形意拳械精解（上）	邸國勇編著	480 元
84.	形意拳械精解（下）	邸國勇編著	480 元
85.	楊式太極拳詮釋【理論篇】	王志遠編著	200 元
86.	楊式太極拳詮釋【練習篇】	王志遠編著	280 元
87.	中國當代太極拳精論集	余功保主編	500 元
88.	八極拳運動全書	安在峰編著	480 元
89.	陳氏太極長拳 108 式＋VCD	王振華著	350 元
90.	太極拳練架真詮	李璉著	280 元
91.	走進太極拳 太極拳初段位訓練與教學法	曾乃梁編著	300 元
92.	中國功夫操	莊昔聰編著	280 元
93.	太極心語	陳太平著	280 元
94.	楊式太極拳學練釋疑	奚桂忠著	250 元
95.	自然太極拳<81 式>	祝大彤編著	330 元
96.	陳式太極拳精義	張茂珍編著	380 元
97.	盈虛有象 中國太極拳名家對話錄	余功保編著	600 元

・彩色圖解太極武術・大展編號 102

1.	太極功夫扇	李德印編著	220 元
2.	武當太極劍	李德印編著	220 元
3.	楊式太極劍	李德印編著	220 元
4.	楊式太極刀	王志遠著	220 元
5.	二十四式太極拳(楊式)＋VCD	李德印編著	350 元
6.	三十二式太極劍(楊式)＋VCD	李德印編著	350 元
7.	四十二式太極劍＋VCD	李德印編著	350 元
8.	四十二式太極拳＋VCD	李德印編著	350 元
9.	16 式太極拳 18 式太極劍＋VCD	崔仲三著	350 元
10.	楊氏 28 式太極拳＋VCD	趙幼斌著	350 元
11.	楊式太極拳 40 式＋VCD	宗維潔編著	350 元
12.	陳式太極拳 56 式＋VCD	黃康輝等著	350 元
13.	吳式太極拳 45 式＋VCD	宗維潔編著	350 元
14.	精簡陳式太極拳 8 式、16 式	黃康輝編著	220 元
15.	精簡吳式太極拳＜36 式拳架・推手＞	柳恩久主編	220 元
16.	夕陽美功夫扇	李德印著	220 元
17.	綜合 48 式太極拳＋VCD	竺玉明編著	350 元
18.	32 式太極拳（四段）	宗維潔演示	220 元
19.	楊氏 37 式太極拳＋VCD	趙幼斌著	350 元
20.	楊氏 51 式太極劍＋VCD	趙幼斌著	350 元
21.	嫡傳楊家太極拳精練 28 式	傅聲遠著	220 元
22.	嫡傳楊家太極劍 51 式	傅聲遠著	220 元

國家圖書館出版品預行編目資料

全方位健康藥草／伍德和主編
－初版－臺北市，大展，民 98.04
面；21 公分－（健康加油站；31）
ISBN 978-957-468-677-3（平裝）
1.中藥材　2.中草藥
414.3　　98001779

全方位健康藥草　ISBN 978-957-468-677-3

主 編 者／伍　德　和
發 行 人／蔡　森　明
出 版 者／大展出版社有限公司
社　　址／台北市北投區（石牌）致遠一路 2 段 12 巷 1 號
電　　話／(02) 28236031・28236033・28233123
傳　　真／(02) 28272069
郵政劃撥／01669551
網　　址／www.dah-jaan.com.tw
E-mail／service@dah-jaan.com.tw
登 記 證／局版臺業字第 2171 號
承 印 者／國順文具印刷行
裝　　訂／建鑫裝訂有限公司
排 版 者／千兵企業有限公司
初版1刷／2009 年（民 98 年）4 月

定　價／200 元

大展好書　好書大展
品嘗好書　冠群可期

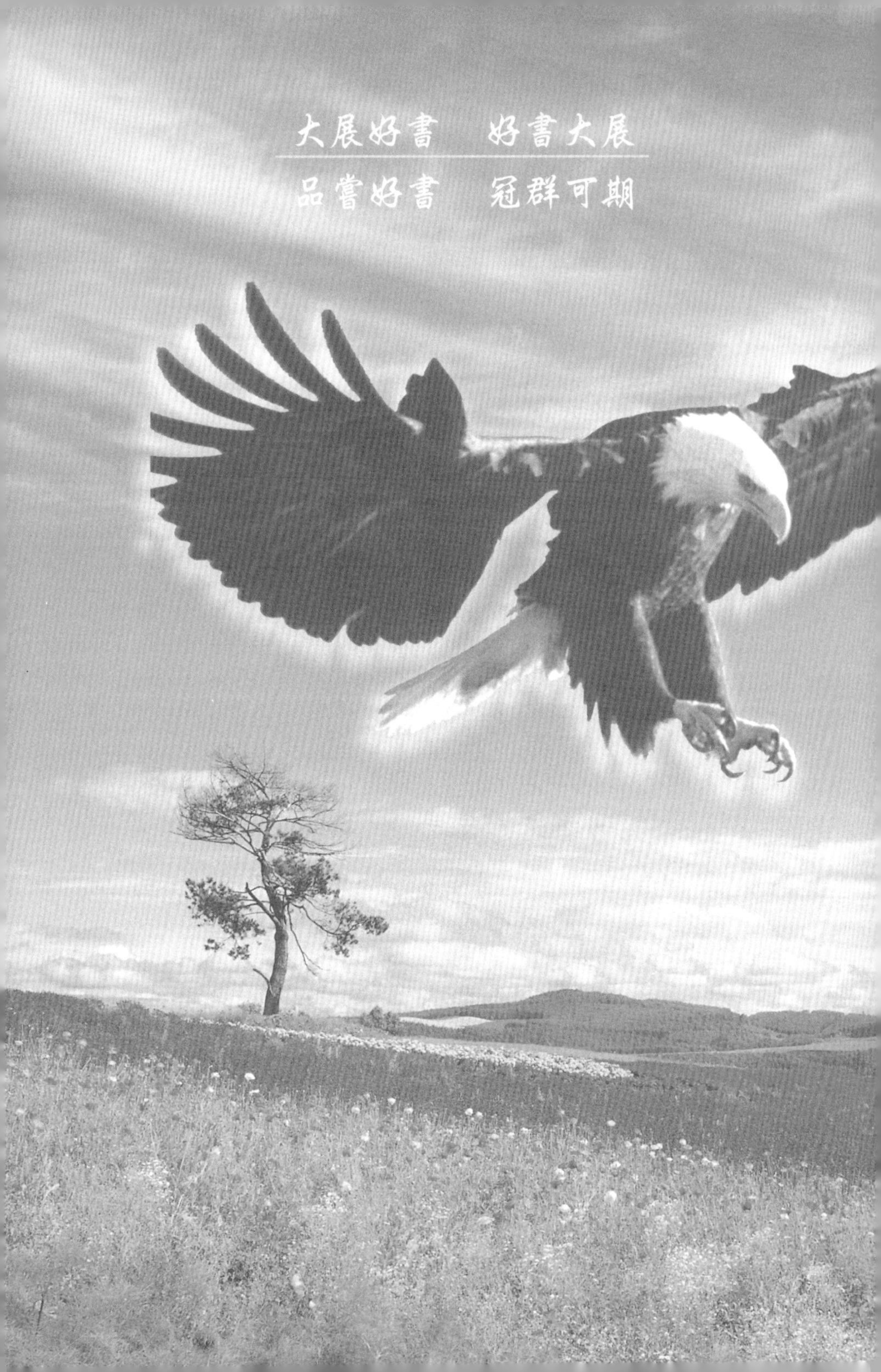
大展好書　好書大展
品嘗好書　冠群可期